✓チェックリストで見直す
上達必至の歯内療法

倉富 覚、著

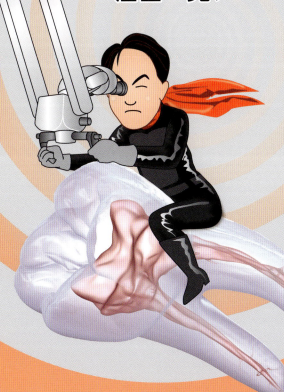

医歯薬出版株式会社

This book is originally published in Japanese
under the title of:

JOUTATSU-HISSHI NO SHINAIRYOUHOU

KURATOMI, Satoshi
Kuratomi Dental Clinic

© 2025 1st ed.

ISHIYAKU PUBLISHERS, INC.
7-10, Honkomagome 1 chome, Bunkyo-ku,
Tokyo 113-8612, Japan

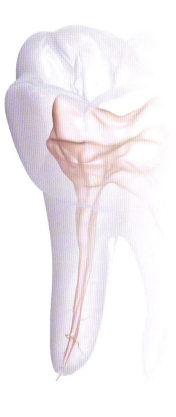

はじめに

　「根管治療は歯科医の良心」——筆者が歯科医師になってはじめて参加した講演会でいきなり胸に刺さった言葉である．講演されていたのは，下川公一先生．学生時代は不勉強で名を馳せた筆者ですら，お名前を存じている先生だった．すなわち，根管治療は患者さんに見えない部分の治療であり，保険診療においては不採算部門の治療といえる．だからこそ，そこにどれほどの情熱を注ぐことができるか，歯科医師の良心が試されるという意味だった．その講演の迫力と内容に圧倒され，歯内療法に惹かれていった．それ以来，今日まで真摯に取り組んできたつもりである．その後，山内厚先生が結んでくださったご縁で，思いもかけず下川歯科に勤務させていただくようになり，代診時代から一貫して下川先生のコンセプトのもとに歯内療法を行えたことも恵まれた環境であった．

　時代は流れ，CTやマイクロスコープによって，それまで見えなかったことを視覚的に捉えることができるようになり，世界中の文献によって分からなかったことが少しずつ解明されるようになった．歯内療法への興味は衰えるどころかますます深くなり，難症例にチャレンジすることが楽しく思える．好きこそものの上手なれというが，自分なりに歯内療法を一生懸命やっていたら，いつの間にか人前で話をしたり，執筆をする機会をいただくようになっていた．歯内療法は比較的早期に自身が行った治療の結果が分かるため，若い時分はその結果に一喜一憂していたが，多くの成功・失敗症例を経て自身のためにチェックポイントを設定するようになった．今回，それらのチェックポイントをまとめて1冊の書籍にさせていただく機会を得た．医歯薬出版の亀岡武史氏はじめ編集担当者の松崎一優氏，有限会社TDL 塚本正幸氏に心から感謝の意を表したい．

　若い先生には数ある歯科の分野のなかでも何か一つ自信を持てるものをつくり，それを追及し続ける歯科医師になってほしい．それが歯内療法であれば嬉しい限りであり，この書籍が歯内療法に夢中になっている先生や上手くいかずに悩んでいる先生方の臨床の一助となれば幸いである．

2025年3月

倉富　覚

チェックリストで見直す 上達必至の歯内療法

はじめに	3

1章　診断のポイント　7

1 デンタルエックス線画像診断の基本	8
1. 画像診断のポイント	10
2. 根尖病変を見逃さないポイント	16
3. 患歯の特定に悩む際のポイント	21
Column 1　サイナストラクトからの GP の挿入	24
4. その症例はエンドの適応症なのか　鑑別診断のポイント 　～タービンを持つ前に	26
Column 2　歯根破折	28
Column 3　パラファンクション	33
1章の Check Point	38

2章　手技のポイント　39

1 アクセスキャビティのポイント	41
1. 前歯部のアクセスキャビティ	43
2. 臼歯部のアクセスキャビティ	45
2 ポストを除去する際のポイント	48
1. メタルコアの除去	48
2. ファイバーコアの除去	50
3 根管が見つからない時のポイント	52
4 根尖部のアピカルストップのポイント 　～非感染根管と感染根管の術式の違い	59
5 根尖病変があるのに穿通できない時のポイント	63
1. CT の撮影	63
2. アクセスキャビティの見直し	64

3．ファイル先端にプレカーブの付与	64
4．水平的拡大の徹底	68
5．疑似根尖病変	69
6 根管洗浄のポイント	71
1．NaOCl と EDTA の作用時間と使用順序は？	71
2．シリンジ洗浄法だけで充分か？	72
7 根管充填のポイント	77
8 破折ファイル除去のポイント	79
9 パーフォレーションリペアのポイント	84
10 外科的歯内療法のポイント	90
2 章の Check Point	100

3章　症状が改善しない場合にチェックするポイント　103

1 ガッタパーチャポイントは完全に除去できているか？	104
2 根管を円く形成していないか？	110
3 未処置根管はないか？	115
4 分岐・合流はどうなっているか？	121
5 根尖部フェネストレーションはないか？	127
6 根尖孔外のバイオフィルムの可能性はないか？	131
7 歯根嚢胞の可能性はないか？	138
3 章の Check Point	144

4章　経過観察のポイント　147

1 治療歯の病変は縮小しているか？	148
2 再介入が必要であるか？	152
3 抜髄歯および非治療歯の病変は拡大していないか？	155
4 治療歯の病変は縮小したままで安定しているか？	158
4 章の Check Point	161

「スタディグループのすゝめ」

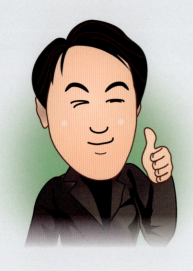

　昨今はウェビナー全盛の時代にあり，スマホ1つあれば歯科に関するいろんな情報を簡単に得られるようになった．筆者が若い頃とは隔世の感があるが，このような状況はさらなる歯科界の発展にとって非常に良いことだと思う．

　しかし，「知っている」ことと「できている」ことは全くの別物である．若い頃は学んだ知識を実践し臨床に活かせているかどうかを，先輩歯科医師にチェックしてもらわなければ，独りよがりに終わってしまう危険性がある．同業者を前に行うプレゼンテーションは，患者さんに対して分かりやすい説明をする練習であり，必然的に資料を記録することになる．蓄積された資料や先輩からの金言，共に語り合う仲間は，いずれかけがえのない財産となるだろう．

　若い歯科医師にはスタディグループで研鑽を積むことをお勧めしたい．

「TREND と TRADITINAL」

　経験が長くなると，今までのシステムを変更することが煩わしく思えてくる．「今まで問題がなかったのだから変えなくてもいいや」と思ってしまいがちであるが，歯科医学は日進月歩で進化している．古いやり方に固執することなく，常に新しい技術や知識を吸収し続けることは臨床家の責務である．

　その一方で，一時のTRENDとなったが消えていった術式や器材は数多くある．筆者の術式はTRENDとは呼べず，若い頃はそのことを恥じる気持ちが少なからずあった．

　しかし，現在はTRENDを知ったうえで，経験則に基づいたTRADITINALな術式に自信をもっている．今後もマイナーチェンジは必要だと思うが，フルモデルチェンジをする予定はない．

1章
診断のポイント

1章 診断のポイント

　すべての歯科治療は**「診断に始まり診断に立ち返る」**べきものであり，それは歯内療法に限ったことではない．しかし，診断学には経験学の側面があるため，それを養うのに一朝一夕にとはいかないところがある．若い歯科医師には**自身の体験だけでなく，講演会や書籍などの症例報告を疑似体験と捉え，経験値を貯めてもらいたい**ものである．この章では，診断に必要な基本事項と診断に悩んだ際に着目すべきポイントについて解説してみたい．

1 デンタルエックス線画像診断の基本

　診査・診断には様々な項目があり，どれ1つ欠かせないものであるが，診断の中核をなすとでもいうべきは画像診断であり，数多くの情報を我々に提供してくれる．なかでもデンタルエックス線撮影は日常臨床のなかのルーティンワークである．**画像診断の基本は正常像と異常像の判別**であり，いち早く異常像を見つけ出すためには正常像を頭に叩き込んでおかなくてはならない．まずここにデンタルエックス線画像における正常像を示す[1]が，ぜひ若い先生には丸暗記をしてほしい重要な項目である（図1）．この5項目には健康な歯周組織の要件が凝縮されており，"デンタルエックス線画像をみたら必ずこれらの項目をチェックする"癖をつけておくことが読影力向上の早道である．

　デンタルエックス線画像にはたくさんの貴重な情報が含まれているが，ただ漫然とエックス線を照射すればその情報が得られるというわけではなく，フィルムの位置づけ

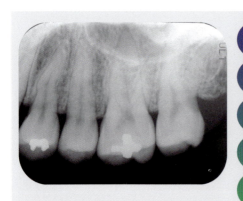

1．歯根全体が歯槽骨内に植立されている
2．鮮明な歯槽頂線と歯槽硬線が直角的に連続して認められる
3．鮮明な歯槽硬線と歯根膜腔が薄く均等な幅で認められる
4．鮮明かつ明瞭な歯槽骨梁が確認できる
5．上顎では上顎洞底線が明確に認められる

図1　筆者の師である下川公一先生が考案された正常像の基準．デンタルエックス線画像をみたら必ずこの5項目をチェックする癖をつけておきたい

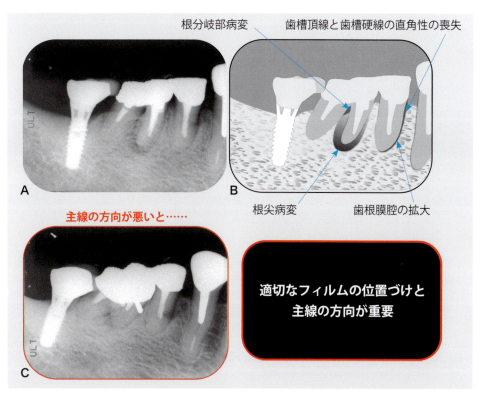

根分岐部病変　歯槽頂線と歯槽硬線の直角性の喪失

根尖病変　歯根膜腔の拡大

主線の方向が悪いと……

適切なフィルムの位置づけと主線の方向が重要

図2　Aは正方線，Cは偏心で撮影されたデンタルエックス線画像．同日に撮影した同じ部位の画像であるが，Cの画像では6̄の根尖病変，根分岐部病変，骨縁下欠損，補綴装置マージンの適合などが確認できない．正方線撮影でなければ得られない情報が圧倒的に多い

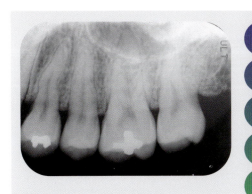

1. 被写体がフィルムの中に完全に収まっている
2. 被写体の両隣在歯が完全に写っている
3. 咬合平面がフィルム縁と平行に近い状態にある
4. 被写体が実物大で変形していない。
5. 被写体のそれぞれの線が鮮明かつ明瞭である

（下川公一先生による）

図3　理想的なデンタルエックス線画像の要件．この画像のように頰舌側の咬頭が同じ高さで，咬合面が広く見えていないことがポイントである

と照射方向などの適切な条件が揃った時にはじめて可能となる（図2）．正確な診断を行うための理想的なデンタルエックス線画像が具備すべき要件を示す[2]（図3）．

図1，図3は筆者の師である下川公一先生が提唱されたものであり，「1枚のデンタルを見ればその歯科医の実力が分かる」と良くおっしゃっておられた．下川先生には厳しくも愛のある育て方をしていただいたが，今になってその言葉の重みを改めて実感している．特に初診時のデンタルエックス線写真は重要であり，そこには正確な診断を行う真摯な姿勢があるかどうかが如実に表れる（図4）．**「診断なくして治療なし」**という師の名言をいつも心に留めている．

1章　診断のポイント

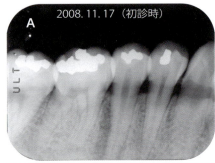
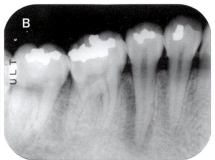
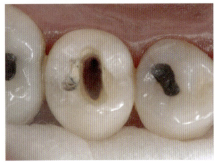
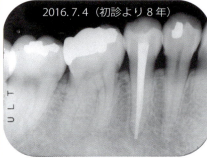

図4　27歳，女性．`5|`の咬合痛を主訴に来院．歯根が長く，最初に撮影したAの画像では根尖がフィルムに収まっていなかったため，再撮影を行った．Bの画像で根尖部を囲む透過像を確認することができた．根尖が切れている画像で正確な診断ができるはずがない

1. 画像診断のポイント

　歯内療法は抜髄処置と感染根管処置に大別されるが，その違いによって概念と手技が大きく異なる．そのどちらなのかを診断するため，まず注目すべきは根尖部の歯根膜腔の状態である．慢性根尖性歯周組織炎（根尖病変）は，一般に根尖部透過像として表れるが，透過像の大小と疼痛の強さには相関性はなく，特に症状があるケースでは微細な歯根膜腔の変化を見落とさないようにしなければならない（図5, 6）．図7に筆者が考える歯内療法におけるデンタルエックス線画像の読影のポイントを示す．読影のポイントは，すでにその歯に歯内療法が施されているかどうかで若干の違いがある．

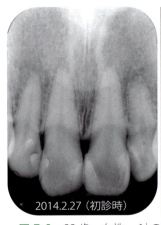
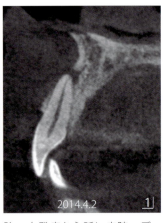
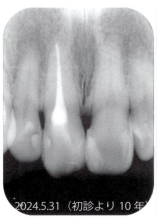
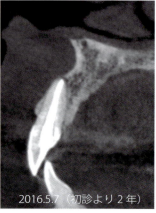

図5-1　32歳，女性．`_1|`の強い自発痛を主訴に来院．デンタルエックス線画像では僅かな根尖部透過像を認めた．CTにおいても決して派手な骨吸収像ではないが，痛みの程度は非常に強かった．強い疼痛を伴う骨内期〜骨膜下期では透過像が不明瞭であることも多い

図5-2　10年後の経過観察時．歯根膜腔は薄く均等な幅に回復している．この症例では`_1|`の根尖部圧痛と打診痛も診断の決め手になった

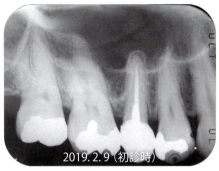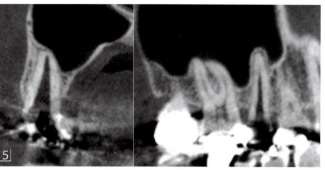

図 6-1　43歳，女性．下を向いたら右上が重苦しい．5̲|の根尖部歯根膜腔の僅かな肥厚像を認めた．CT画像では見逃してしまうレベルの異常像である．微細な異常像を検出できるという意味で，CT時代においてもデンタルエックス線による画像診断が基本であり，その重要度に何ら変わりはない．予想に反して上顎洞に炎症の波及はなかったが，根管治療開始後すぐに症状は消失した

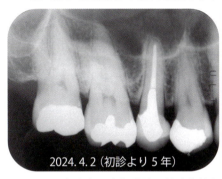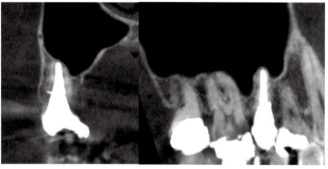

図 6-2　根尖部の歯根膜腔は薄く均等な幅となり，CTでも異常を検知しないレベルまで回復している

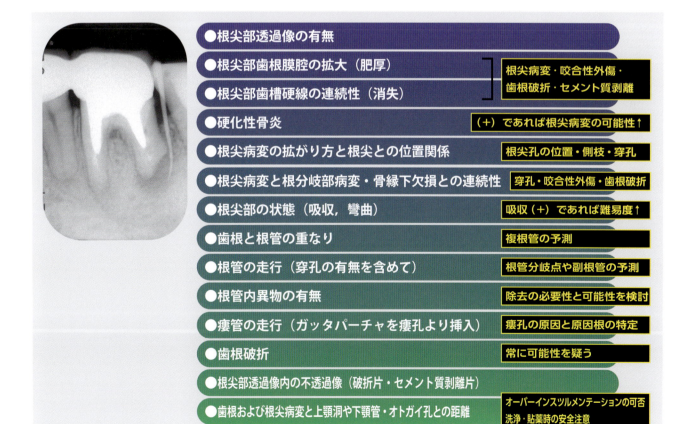

図 7　歯内療法におけるデンタルエックス線画像の読影のチェックポイント

1）根管治療の既往がない場合

　症状と照らし合わせたうえで，う窩や過去の修復物が歯髄腔とどれだけ近接しているかは歯内療法に介入するか否かを判断する重要な項目である．歯質と同様のエックス線造影性を示すレジンやセメントもあるため，その境界を注意深く見極めておかなくてはならない．

　次に根管の走行をよく観察し，髄室から根尖孔まで根管腔が連続して確認できるかどうかを診る．**歯髄腔の見え方が急激に変化する（明瞭な歯髄腔が急に不明瞭になる）場合は，その部位で分岐または彎曲を呈している**可能性がある[3]（図8）．根管にファイルを挿入する前に，そのような根管形態になっていることを予測して根管治療を開始することが肝要である．根管は左右の同名歯で同じ形態を呈している場合が多く，複根管や樋状根を疑う際に反対側同名歯の根管形態が参考になることがよくある（図9）．また，デンタルエックス線画像ではあくまでも近遠心的な幅径しか確認できないが，ある程度の根管径を予測しておくことも重要である．

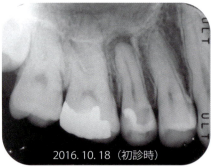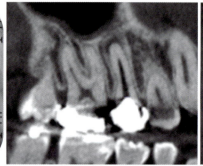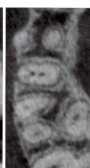

図 8-1　23歳，女性．右上の奥歯がうずく．歯髄腔は根管口部から根中央部までは明瞭であるが，根尖部で急に不明瞭となり，根管の走行を確認できない

図 8-2　デンタルエックス線画像で歯髄腔が不明瞭となっている根尖部で根管分岐が存在することが分かる

図 8-3　このケースのように根管未処置歯では歯髄腔の急激な変化がみられる部位で分岐，合流，彎曲が存在することを予測できる

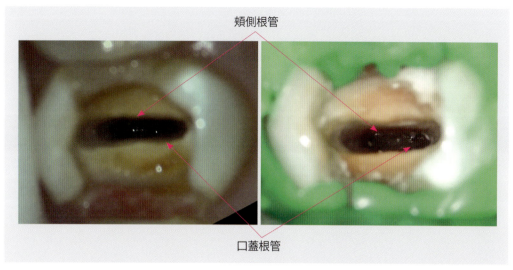

図 8-4 根管は根尖部で分岐しており，肉眼での確認は不可能だったためマイクロスコープを使用して2根管の拡大を行った

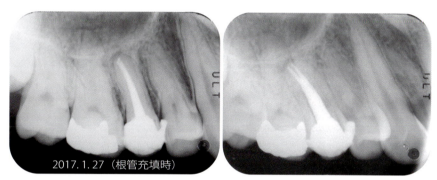

図 8-5 根管充塡時には偏心撮影を行って，根尖部で分岐している双方の根管が緊密に充塡されていることを確認した

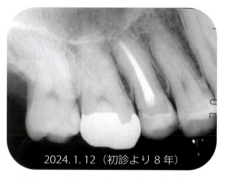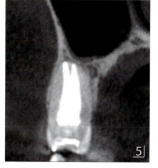

図 8-6 現在，5」の根尖部透過像は消失し，デンタル，CT ともに正常像を呈している．しかし，術後のデンタルエックス線画像からは，根尖部の根管分岐を予測できない．このことが再根管治療の診断の難しさを物語っている

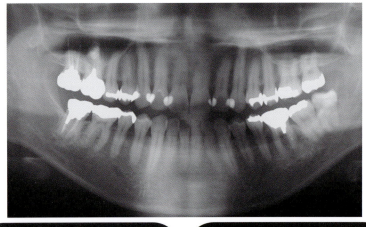

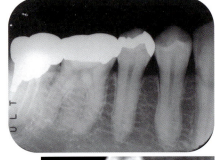
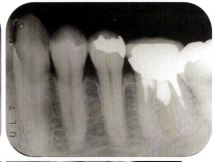

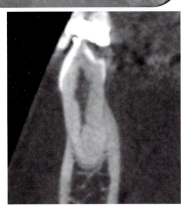
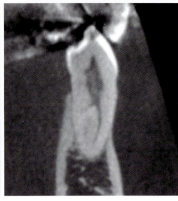

図 9-1　この患者さんの下顎左右第一小臼歯を比較してみよう

図 9-2　いずれも歯髄腔は髄室から根中央部までは明瞭であるが，根尖部の根管の走行を確認することができない．CTではデンタルエックス線画像で歯髄腔が不明瞭となる根中央部で2根管に分岐している．また左右の同名歯でほぼ対称的な根管形態を呈している．反対側の根管形態が参考になることは多い

2）根管治療の既往がある場合

　未処置根管や根管分岐があったとしても根充材の存在によってそれらがマスクされることが多いため，歯種ごとの根管の解剖学的特徴をイメージして診断を行わなければならない．また歯根破折・パーフォレーション・破折ファイルなどのトラブルが潜んでいる可能性を常に予測しておくことも重要である（図10）．注意すべきは前医による根管充填の良否の判定である．仮に理想的な根管充填がなされていたとしても，判定できるのはあくまでも根充材の垂直的な到達度のみであり，根管拡大の質まで担保されているわけではない．よって，垂直的に理想的な根充状態であるにもかかわらず根尖病変が存在する場合には，水平的な拡大不足や未処置根管（副根管・分岐根管を含む）の存在，歯根破折などの可能性を探ることで問題の解決を図れるケースが多い．未処置根管の存在を探る際には，正方線撮影に加えて偏心撮影を併用した画像が非常に有効である（図11）．また，既存のポストが除去可能であるかの診断も重要である．

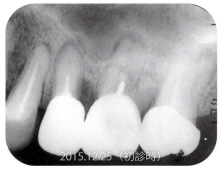
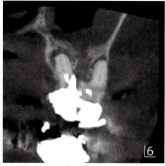

図 10-1　60 歳，女性．左上がうずく．デンタルエックス線画像では，|4～7| までいずれも不良根充と根尖病変を認めるが，特段に難症例というわけではないように見える．しかし，反対側のインプラント治療のために撮影した CT 画像で |6 口蓋根の分岐部にパーフォレーションを確認できた．根管治療を行うすべての歯に CT 撮影を行うわけではないため，通常であればコアを除去して初めてパーフォレーションに気づくケースだろう

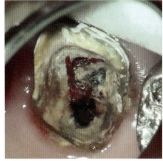
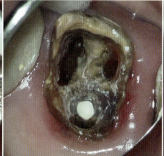
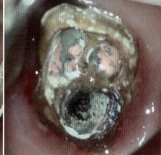
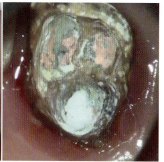

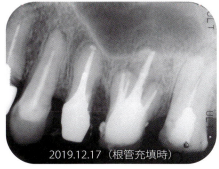
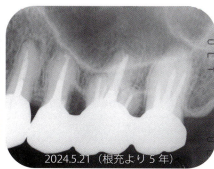

図 10-2　コアを除去し，穿孔部には暫間的に水酸化カルシウム製剤を貼薬しておき，本来の根管の拡大・根充を行った．最終的には穿孔部を MTA で封鎖した（適応外使用）

図 10-3　|6 根充時と 5 年後のデンタルエックス線写真．現在は症状もなく安定している．このケースのように根充材が全く充填されていない失活歯には，パーフォレーションが潜んでいる可能性を考慮に入れておいた方が良い

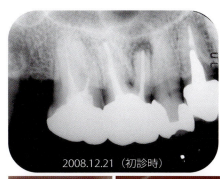
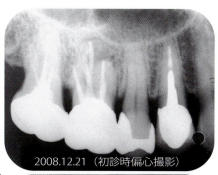

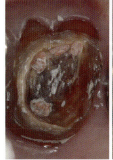
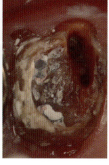
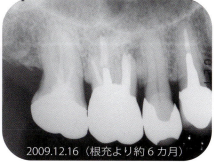

図 11　55 歳，女性．|6 近心根には垂直的に理想的な根管充填がなされている．そのような状態にもかかわらず根尖病変を認める場合には，水平的な拡大不足か未処置根管の存在を疑った方が良い．偏心撮影を行ったところ，未処置の MB2 が存在していることが分かった

2．根尖病変を見逃さないポイント

デンタルエックス線撮影は，筆者が最も重視している画像診断であるが，積算画像という点で限界があることも事実である．なかでも患歯の特定の際に，決め手となる根尖部透過像が明瞭に表れないケースは要注意である．この項では根尖病変を見落としがちな症例のパターンを整理しておきたい．

1）デンタルエックス線画像の透過像は皮質骨の吸収像

教科書でも習う基本事項であるが，**デンタルエックス線画像の透過像はあくまでも皮質骨の吸収像であり，海綿骨の吸収像は透過像として表れない**[4,5] と考えてよい（図12）．歯の植立方向や皮質骨の厚みは個体により千差万別で，根尖病変が海綿骨内に存在する場合には透過像を認識できない場合が多い（図13）．

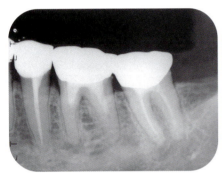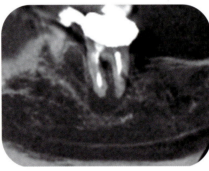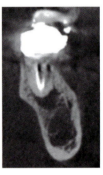

図12　71歳，女性．左下の自発痛を主訴に来院．7⏌の打診痛と根尖部圧痛を認めたが，デンタルエックス線画像では明瞭な透過像を認めない．CTの根尖部透過像をもって確定診断とした．冠状断像では根尖病変が海綿骨内に存在し，皮質骨がほぼ吸収されていないことが分かる．このため，デンタルエックス線画像では明瞭な透過像として表れなかったと考えられる

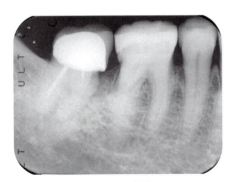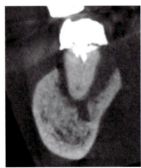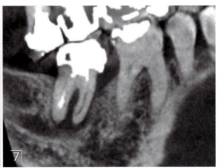

図13　59歳，女性．7⏌の自発痛と咬合痛を主訴に来院．CTでは根尖病変に加えて根尖にまで及ぶ頰舌側の骨縁下欠損を認めるが，歯槽骨幅径が大きいためデンタルエックス線画像ではそれらのすべてがマスクされている．唯一の手掛かりは硬化性骨炎であろうか．根尖と下顎管が近接していることにも注意を払わなくてはならない

2）デンタルエックス線画像は積算画像

エックス線透過像が不明瞭となる要因の1つにデンタルエックス線画像は積算画像であるという宿命的な問題がある（図14）．エックス線が生体に入射されてフィルムに到達するまでに通過したすべての硬組織が表され，最も明瞭に写し出されるのはフィルムに一番近い舌側皮質骨となる．当然，歯槽骨幅が大きければ，フィルムに到達するエックス線量は減少しコントラストは低下すると考えられる．また，下顎隆起が存在するケースでは，分厚い舌側皮質骨が重なることとなり，根尖病変がマスクされてしまう確率はさらに高くなる（図15）．

1），2）の要因によって根尖病変をエックス線透過像として読影できない部位別の頻度としては，圧倒的に下顎第二大臼歯が多いように思える．反対にモンゴロイドの上顎前歯部から第一大臼歯部にかけては，頰側の支持骨が非常に薄く根尖と皮質骨の距離が近いため，根尖病変は明瞭に映し出されることが多い．診断に迷った際にはCT撮影

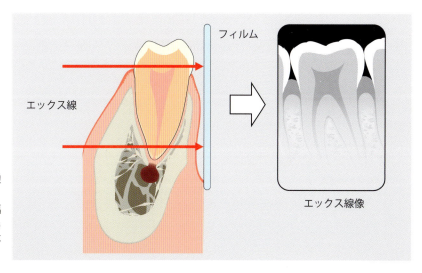

図14 頰側から入射されたエックス線は骨と歯に吸収されながら通過し，舌側のフィルムに届く．歯槽骨の幅径が大きいほど硬組織に吸収されるエックス線量が多くなり，画像は不鮮明となる

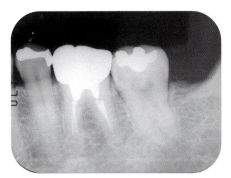 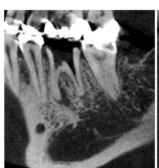 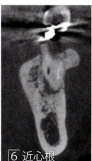 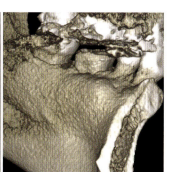

図15 46歳 女性．「6」の咬合痛を主訴に来院．頰側歯頸部と舌側に著しい骨隆起を認めた．デンタルエックス線画像では根尖部透過像を確認できないがCTでは明瞭な透過像を認める．下顎隆起の存在により，根尖部の読影が非常に困難となる

1章 診断のポイント

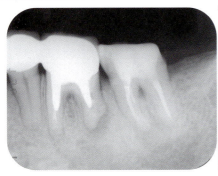
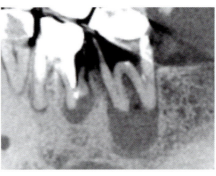
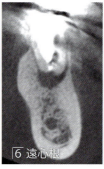
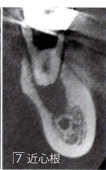

図16　42歳，男性．左下臼歯部の自発痛を主訴に来院．デンタルエックス線画像では6遠心根に明瞭な根尖病変を認め，一見してこれが原因根かと思われた．しかし，CTでは7の海綿骨内に大きく進展した根尖病変を認めた．デンタルエックス線画像では皮質骨が吸収されていないため7根尖部透過像は不明瞭であるが，硬化性骨炎による著明な不透過像を認める．硬化性骨炎は海綿骨の炎症像と考えてよく，根尖病変が存在する確率が高い

を行うべきであるが，エックス線透過像だけでなく，病変の周囲に認められる硬化性骨炎の不透過像に着目すると根尖病変の見逃しを防ぐことができる（図16）．

　以上のことより臼歯部においてはデンタルエックス線透過像の大きさが根尖病変そのものの大きさを表しているわけではなく，透過像が小さいからといって疼痛が軽度で治癒しやすいとは言えない．甘く見て取りかかると手痛いしっぺ返しを喰らうことになる．

3）上顎洞に近接した根尖病変

　エックス線画像は白と黒のコントラストによって構成されるため，背景となる骨が存在しない部位の病変は透過像として描き出されないことがある．図17のケースは上顎洞と歯根が近接しており，骨吸収が頬側および口蓋側の皮質骨に波及していないため，デンタルエックス線画像では根尖病変と認識しにくい．そもそも，上顎大臼歯部は頬側根と口蓋根が重なるだけでなく，上顎洞底や頬骨弓などの解剖学的構造が重なって写ることで複雑な像を呈するため，読影が非常に難しい部位である．上顎洞底線の走行や上顎洞内の異常像を読み取り，診断に迷う際にはCT撮影を行う（図18）．

　CT画像診断による恩恵は計り知れないものがあるが，術者が設定した断面しか表されないという短所もあるため，周辺の歯のすべてにフォーカスを当て，思い込みによる誤診を防ぐ注意が必要である．デンタルやパノラマとの併用が必須であり，それにより精度の高い画像診断を行うことができる．図19に筆者がCTを併用した方が良いと考えるケースとCT画像の読影のポイントを示す．

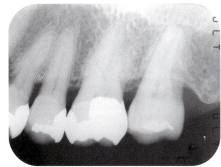
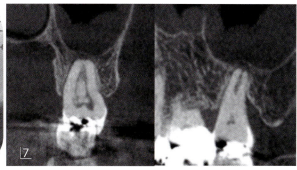

図17 54歳，女性．左上臼歯部の強い自発痛を主訴に来院．デンタルエックス線画像では歯髄腔と修復物の距離からして |6 が失活しているのではないかと予測した．しかし，打診痛は |7 が強く，CTを撮影したところ根尖病変が存在し，歯性上顎洞炎を併発していた．インレー下の覆罩剤を除去すると，髄室と交通していた．透過像のキャンバスとなる骨組織が存在しないことと上顎洞内の不透過性の亢進により，根尖部透過像として表れなかったと考えられる

図18-1 49歳，女性．右上が噛むと痛い．デンタルエックス線画像では 7 6| の歯根膜腔は肥厚しているが，根尖病変らしき透過像は確認できなかった．しかし， 6| の近心から根尖部にかけて歯根を囲む不透過像を認めたためCTを撮影． 6| の根尖病変によると思われる上顎洞底粘膜の肥厚像を認め，感染根管治療を行った

図18-2 現在，初診時に認められた不透過像は消失している．経過観察のために撮影したCTでは，洞底粘膜の肥厚像はほぼ改善されている

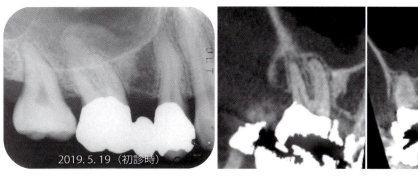
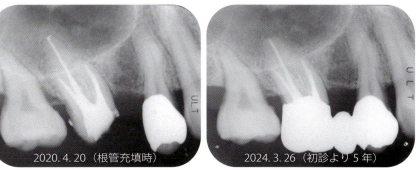
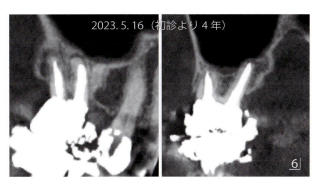

1章　診断のポイント

画像診断が難しいケース

- ●歯根膜期～骨内期の根尖病変
- ●上顎洞と根尖が近接しているケース
- ●骨隆起が存在するケース
- ●エックス線透過像が複数歯（複数根）にまたがって存在するケース
- ●疑似根尖病変
- ●咬合性外傷を伴うケース
- ●骨の解剖学的形態（切痕 etc.）によってエックス線透過像が存在するケース
- ●下顎第二大臼歯の樋状根

図 19-1　デンタルエックス線画像だけでは診断が難しく，CT を併用した方が良いと考えるケース

CBCT における診断項目

- ●複数根であれば、各根の根尖病変の有無
- ●根管の有無（副根管や狭窄根管・閉鎖根管）
- ●根管分岐・合流の確認
- ●根尖病変の実際の大きさ
- ●パーフォレーションや破折ファイルの有無とその 3 次元的な位置
- ●歯根破折やセメント質剥離片の確認（必ずしも見えるわけではない）
- ●上顎であれば上顎洞と根尖の位置関係　（歯性上顎洞炎の診断）
- ●下顎であれば根尖病変とオトガイ孔や下顎管の位置関係
- ●根尖部フェネストレーションの有無

図 19-2　CT 画像の読影のチェックポイント

3. 患歯の特定に悩む際のポイント

　患者さんが"痛み"を主訴に来院した際に，適確に患歯を特定し速やかに疼痛の苦しみから解放することは臨床家の責務であるが，臨床では患歯の特定にすら悩むこともある．基本となる問診により痛みの種類（自発痛・咬合痛・冷温水痛 etc.），頻度（持続痛・間欠痛），程度（激痛・軽度）等をしっかりと把握し，う窩や腫脹，サイナストラクト，動揺の有無の確認，歯周ポケットの診査などを行うことが診断の第一歩である．「すごく痛む」と訴える患者さんに「眠れないくらい痛みますか？」と聞くと「いや，そこまで痛くはない」と返答されることもあり，患者さんの表現を鵜呑みにせず術者の評価に落とし込んでいく作業が重要である．その後に得られるデンタルエックス線画像を予想し，的中率が上がっていけば診断力が養われている証拠である．

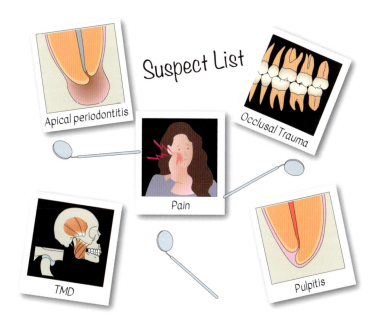

　デンタルエックス線画像により急性根尖性歯周組織炎を疑う際には打診痛（明確な痛み，鋭敏な反応の有無），根尖部圧痛を診査することで患歯を特定できることが多い（図 20）．サイナストラクトからガッタパーチャポイント（以下 GP）を挿入してデンタルエックス線撮影を行うことは患歯および原因根の特定に有効であるが，それでも判断に迷う時には CT 撮影を行う（図 21）．歯髄の失活を疑った際には歯髄電気診が非常に有効であり，その信頼性は Cold test と同程度とされている[6,7]（図 22）．しかし，どの歯髄診も 100％ではないため最終的に失活歯と診断したのであれば，必ず無麻酔下で髄室に向けてバーをすすめる（切削診）．ごく稀に途中で知覚を訴えられて診断を変更することもあり，不要な抜髄処置を回避できる有効な手段である．われわれ歯科医師が急性炎症による疼痛を軽減できる方法は，投薬，咬合調整，切開，抜髄，抜歯などであるが，患歯の特定と診断名がつかない状態では侵襲が少なく可逆的な対応から行うべきであり，容疑者を一人ずつ潰していくしかない．結果的にたとえ後手に回る対応になったとしても，事前に患者さんに十分な説明を行い納得していただいておけばトラブルにはならないだろう．

1章　診断のポイント

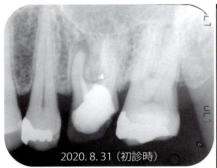
2020.8.31（初診時）

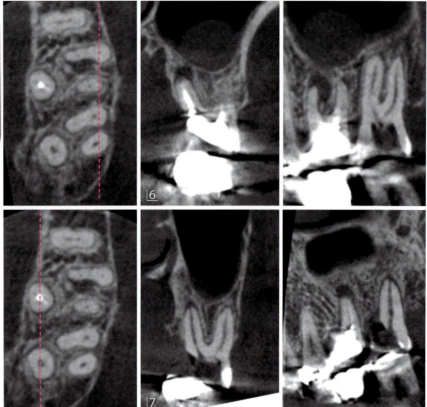

図 20-1　62歳，男性．他院にて |6 の根管治療中で痛みが取れないため紹介され来院．デンタルエックス線画像で |6 近心根と口蓋根の根尖部に透過像を認めた．大臼歯部の頬側根にターゲットを当てた CT の断層画像でも |6 近心頬側根の根尖病変と上顎洞底粘膜の肥厚像を認めた．

図 20-2　しかし，口蓋根にターゲットを当てた断層画像では |7 口蓋根の根尖部透過像を認め，打診痛は明らかに |7 の方が強かった．|7 の根管治療を開始した翌日には主訴である左上の症状は消失していた．もともと痛みがあったのは |6 だったかもしれないが，|6 の咬合接触を失くしたことにより，無症状の失活歯だった |7 の咬合負担が大きくなり，トリガーとなったのかもしれない．エックス線透過像の大きさに惑わされず，周囲の歯の打診痛と根尖部圧痛を確認することが重要である

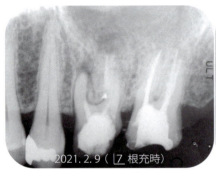
2021.2.9（|7 根充時）

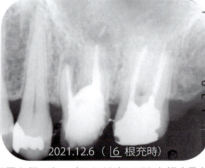
2021.12.6（|6 根充時）

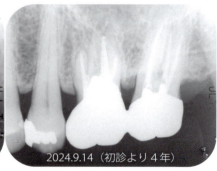
2024.9.14（初診より4年）

図 20-3　|7 に続いて |6 の感染根管処置を行った．|6 には古い GP を根尖孔外に押し出すというミスを犯したが，幸い4年経過時には問題を起こしていないようだ

22

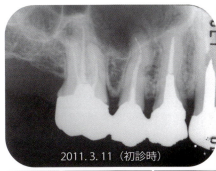
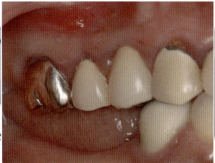
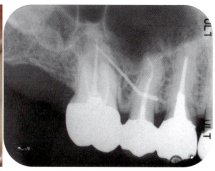

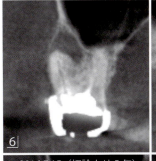
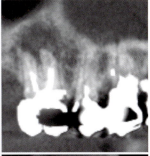

図 21-1 48歳　女性．右上の自発痛を主訴に来院．5]部にサイナストラクトを認めた．デンタルエックス線画像では5]根尖部の強い彎曲と破折ファイルを認め，厄介な症例だと感じた．根尖病変を確認できないのは上顎洞と根尖が重なっているためだろうと考えた．しかし，サイナストラクトよりGPを挿入すると6]の根中央部に到達した．CTを撮影したところ，6]の近心頬側根に根尖病変を認めた

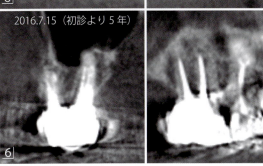

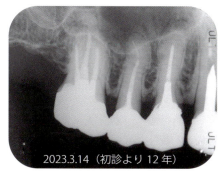

図 21-2 6]の根管治療を行い，根尖病変は消失している．デンタルエックス線画像では上顎洞底線も明確となっている

図 22 34歳，女性．矯正治療希望．歯を移動させる前に根尖性歯周組織炎を改善しておかなければならないが，左右の根尖部透過像はそれぞれ複数歯にまたがっており，画像診断だけでは判断がつかない．打診痛は[1が違和感程度だった．歯髄電気診で2]2はVital（+）を示したため，[1]1の慢性根尖性歯周組織炎と診断することができた

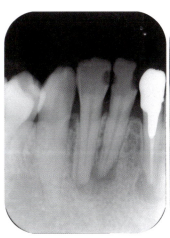
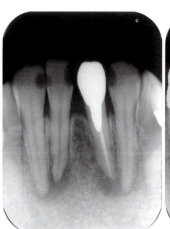
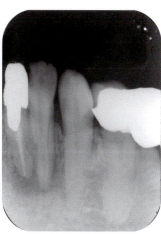

1章 診断のポイント

Column 1

サイナストラクトからの GP の挿入

　複数根あるいは複数歯にまたがる根尖部透過像が存在する時には，まずサイナストラクトの原因根から根管治療を行っていくため，サイナストラクトがあれば GP を挿入して瘻管の走行を確認しておいた方が良い．しかし，GP が辿り着いた部位が必ずしも原因歯であるとも限らない（図23）．盲目的にそこだけを原因根と考えるのではなく，順序を追って生体の反応を見ながら，必要があれば隣在歯にも介入する準備をしておく．GP を挿入する際には本来の瘻管から逸脱しないよう弱い力で少しずつ挿入していく．ちょうどペッキングモーションのようなイメージである．挿入方向を誤ると GP が進まなくなるため，スッと入る方向と角度を探りながら挿入していく．

▼ 2018.4.12（当院初診時）．48歳，男性．右上の根の治療を行ったが腫れが引かない

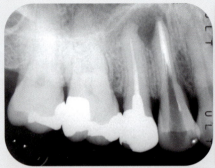
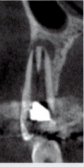
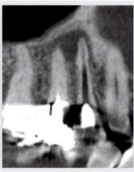
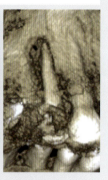

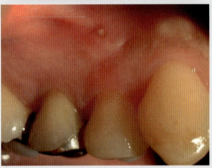

図 23-1　他院にて 4| の根管治療中であったがサイナストラクトが消失しないため，紹介で来院．前医によって頬舌 2 根管はきれいに拡大されており，5| が原因根ではないかと考えた．しかし，サイナストラクトより GP を挿入したところ，4| の根尖部に到達した．4| にクラックがないことを確認し，# 80 まで拡大したがサイナストラクトは消失しなかった．5| の根管治療介入を提案したが，症状がないことを理由に拒否をされた

■ 2018.5.31（治療開始後 1.5 カ月）．# 80 まで拡大するも瘻孔消失せず

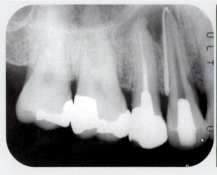
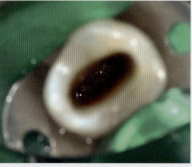

24

2018.7.26（4┘根充時）	2019.8.29（根充より1年）
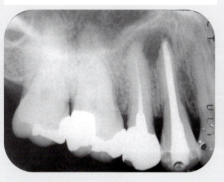	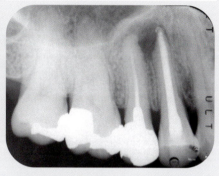
2019.12.5（5┘根充時）	2024.4.18（初診より6年）
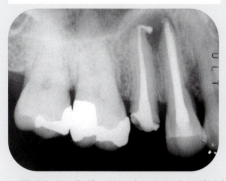	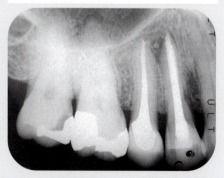

図 23-2　やがてサイナストラクトが消失したため根管充填を行い，再介入の可能性を考えコンポジットレジンによる修復とした．1年経過後も根尖部透過像に縮小傾向を認めず，サイナストラクトが再発した．患者さんに 4┘の歯根端切除術か 5┘の治療介入を説明したところ，ようやく 5┘の根管治療に同意された．根管治療開始後ほどなくしてサイナストラクトは消失し，4┘の根尖部透過像も縮小傾向に向かった．5┘の治療を行ったことで一気に改善に向かったことからすると，サイナストラクトの原因はこの歯であったと考えられ，必ずしも GP が原因根にたどり着くとは限らないことがわかる

4．その症例はエンドの適応症なのか　鑑別診断のポイント
　～タービンを持つ前に

　患歯の特定ができれば，次の STEP は歯内療法のみで治癒に導くことができるかどうかの診断である．臨床的には根尖性歯周組織炎と同様のエックス線透過像や症状を呈する病態があり，歯内療法で改善される見込みのない症例に対して延々と根管治療を繰り返す泥沼にはまると，確実に患者さんからの信頼を失ってしまう．この項では歯内疾患と誤診してしまいがちな病態について解説したい．

1）歯根破折

　歯内療法のみでは治癒に至らない病態のうち，臨床現場で最も目にする頻度が高いのは歯根破折であろう．どの失活歯にも（時には生活歯でさえも）クラックが入っている可能性があることを念頭に置き，咬合状態やパラファンクションの有無を慎重に診査する必要がある（図 24）．歯周ポケット診査は歯根破折の可能性を探る重要な診査項目であり，歯周疾患の有無に関わらず歯内療法を行う歯に対しても実施されるべき診査である．プラークコントロールが良好な患者さんで，患歯のプロービングデプスが**全周にわたってほぼ正常値であるのに，1，2か所にだけ深い歯周ポケットが存在する場合はクラックが入っていることが多い**（図 25）．肉眼ではクラックが見えない場合でも，メチレンブルーを用いて歯質を染色し拡大視野下で確認すると，肉眼では見えなかったクラックを発見できることがある（図 26）．根管拡大によって根管内の状態は綺麗になっているはずなのに，いつまでも腐敗臭が取れない場合などはクラックの存在を疑った方がよい．

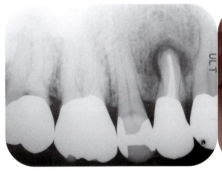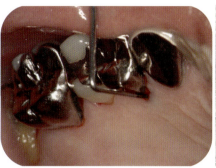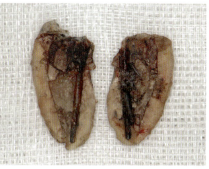

図24　70歳，男性．4⏌の咬合痛を主訴に来院．デンタルエックス線画像では根尖病変のように見えるが，口蓋側に根尖近くまでおよぶ歯周ポケットを認めた．歯根破折と診断し抜歯を行った

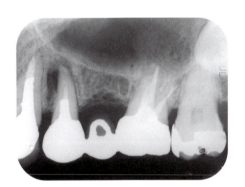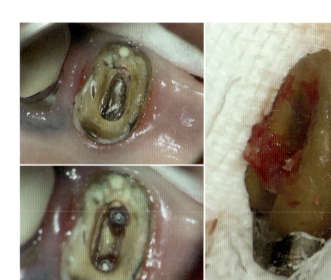

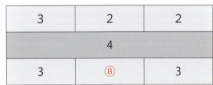

3	2	2
4		
3	⑧	3

図25　51歳，女性．⏌4に歯根破折を示す典型的なプロービングデプス．不必要に太いメタルコア，アンテリアガイダンスの欠如，ブリッジの支台歯であることなど悪い条件が揃っていた．歯頸部付近には目立ったクラックを認めなかったが，2根管に分岐する根中央部の髄床底にクラックが存在した．保存を試みたがTEKを装着した時点で咬合痛が再発し，最終的に抜歯となった．歯根外表面に根尖部まで及ぶクラックを認めた

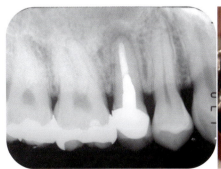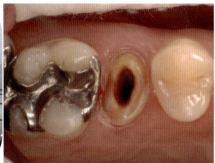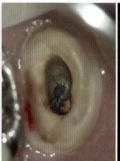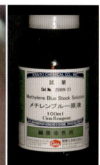

3	⑧	4
5		
3	3	3

図26　42歳，女性．5⏌の咬合痛を主訴に来院．プロービングデプスから頬側にクラックの存在を疑った．抜歯となる可能性を説明し，メタルコアを除去したところ歯頸部歯質にクラックを認めなかった．しかし，メチレンブルーで染色し，マイクロスコープ下で観察してみると，応力が集中するポスト先端部にクラックを認めた．以前ならこれに気づかず延々と根管治療を行っていたかもしれない

Column 2

歯根破折

　歯根破折歯への原則的な対応は抜歯である．しかし，歯の保存を強く希望される患者さんもおられ，完全に破折片が分離していないケースに限り意図的再植を行って保存を試みることがある．正直なところ，術後1年でダメになる歯もあれば，20年近く機能している歯もあり，残存歯数やペリオの状態などの個人差が多様であるため，一概に成功の条件をあげることは難しい．しかし，画一的に歯根破折イコール即抜歯ではなく，患者さんのライフステージのなかでインプ

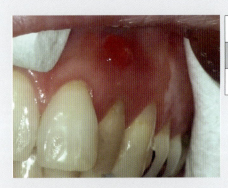

4	3	4
		5	
3	⑫	3

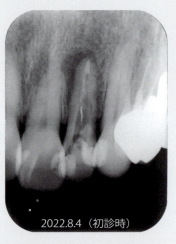

2022.8.4（初診時）

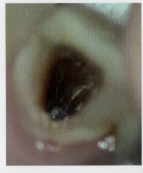
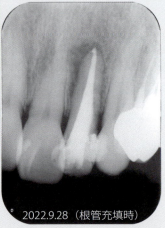

2022.9.28（根管充填時）

🟢 図 27-1　45歳，女性．他院で治療中の |2 の腫れが治まらず，抜歯と言われ転院．根尖病変を認めるだけでなく，根中央部にはパーフォレーションを疑わせる透過像がある．歯質が非常に薄く，プロービングデプスから歯根破折を起こしている可能性が高いと診断した

🟢 図 27-2　根管内には頬側の隅角に2本，口蓋側に1本の計3本のクラックを認めた．せっかく転院してきてもらったが，期待に沿えそうにないことを説明した．しかし，歯の保存を強く希望されたため，チャレンジケースであることを承諾していただき意図的再植術を計画し，根管拡大終了後に根管充填を行った

2）セメント質剥離

　時に根尖部にエックス線透過像を呈し，サイナストラクトや咬合痛など根尖性歯周組織炎と同じ症状を訴えることも多い病態である．両側遊離端欠損でバーティカルストップが崩壊している症例や著しい咬耗を認めるブラキサーの前歯や小臼歯に認められることが多いため，診断に迷った際にはこれらの点にも着目するとよい．デンタルエックス線画像において，根尖部透過像の中に剥離片の不透過像を認めるものが典型像である（図28）．剥離した部位が歯頸部から根中央部の場合，深い歯周ポケットを形成してい

ラントを含めた抜本的介入の適齢期を探り，長期的な暫間処置としての選択肢があってよいのではないかと考える．もちろんチャレンジケースであることは説明し，絶えず経過観察に来院してもらうことを前提にしている（図27）．

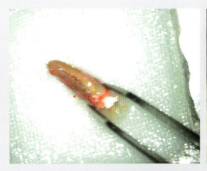
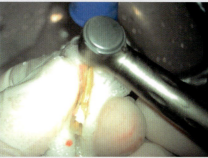
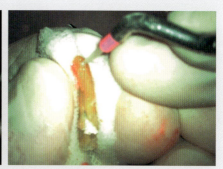

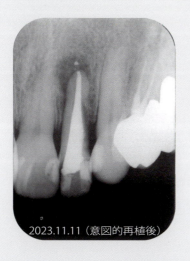
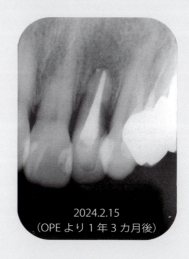

図 27-3　タービン用の1/4カーバイドバーを用いて3本のクラックをそれぞれ追及していった．スーパーボンド（サンメディカル）による封鎖を行った後に抜歯窩に再植を行った

図 27-4　生物学的幅径を獲得するために口蓋側のパーフォレーション部を歯肉縁に位置付ける必要があったため，あえて完全に元の位置に戻さず浅植えとし，外科的挺出も兼ねた術式としている．|2 の歯根膜腔は薄く均等な幅までは回復しておらず正常像とは言えないが，現在のところ動揺もなく正常に機能している．患者さんも筆者もこの治療に永続性があるとは思っていないが，患歯の支持骨の吸収が進行しなければ，年単位の暫間的修復処置があってもよいと考える

ることが多く，歯周ポケット診査よりこれを疑うことができるが，根尖部付近のセメント質剥離は歯周ポケット形成を伴わない場合もある．

　生活歯では根尖病変様の透過像を呈していても歯髄はVitalを示すことが多く，このことからも歯内療法の適応症ではないことがわかる（図29）．いずれにせよ，その歯に過重な負担がかかっていると考えられ，他の残存歯にも同様の病態が生じるのを防ぐため，ナイトガードの装着などを検討する必要がある．

1章 診断のポイント

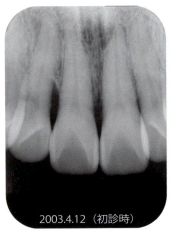 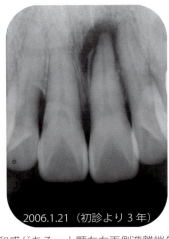 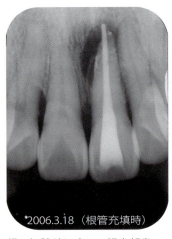

2003.4.12（初診時）　　2006.1.21（初診より3年）　　2006.3.18（根管充填時）

図 28-1　63歳 男性．|1 に違和感がある．上顎左右両側遊離端欠損．初診時に |1 の根尖部歯根膜腔の肥厚像を認めたが，歯髄電気診で Vital（＋）を示したため，咬合調整のみを行った．3年後に同部位に腫脹をきたし来院．根尖部透過像と透過像内に剥離片を思わせる不透過像を確認した．サイナストラクトを認めたが，歯髄はこの時点でも生活歯髄であった．抜髄処置を行ったものの，今考えれば何の解決策になるはずもなく，診断ミスと不要な歯髄処置を行ってしまったと猛省している

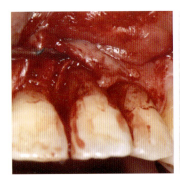 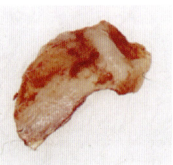

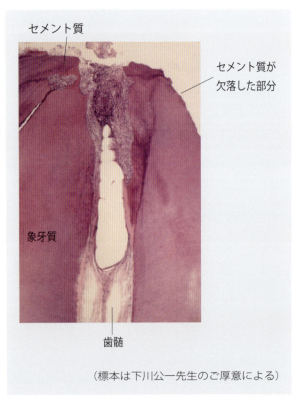

図 28-2　サイナストラクトが消失しなかったため，歯肉弁を翻転し剥離片を除去したが結局3年後に抜歯となってしまった．別症例であるが，セメント質剥離の病理組織標本を示す．この標本でも歯髄は生活歯髄のままである．歯髄電気診で Vital（＋）を示し，過重負担となっている歯はこの病態を呈していることを疑った方が良い（下川，倉富，2021[1])）

（標本は下川公一先生のご厚意による）

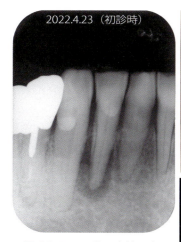
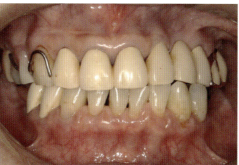
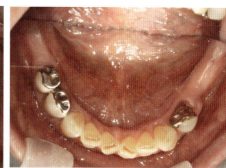

図 29-1　65歳　女性．右下の前歯に違和感がある．下顎両側遊離端欠損．|2| 根尖部を囲む根尖病変様の透過像を認める．歯髄電気診では Vital(+) を示した

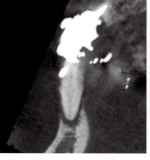
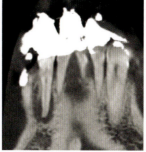
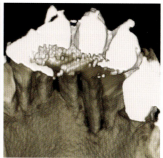

図 29-2　舌側に垂直性の骨縁下欠損を認め，咬合負担と著しい切端の咬耗などからセメント質剝離と診断した

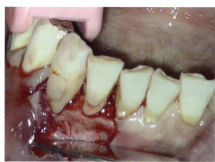
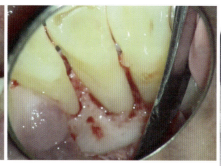
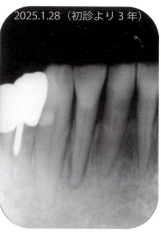

図 29-3　頬舌側の歯肉弁を翻転した状態．舌側の根面に歯石の沈着はなかったが，歯根面が非常に粗造となっていた．ルートプレーニングを行って歯根表面を滑沢化し，リグロス（科研製薬）を用いて再生療法を行った．現在も歯髄は電気診に反応する状態であり，根尖部透過像は縮小傾向にはあるが，薄く均等な幅にまでは回復していない．この症例に限らず，セメント質剝離のケースは完全な正常像にまでは回復しないという臨床実感がある

1章 診断のポイント

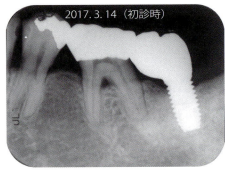
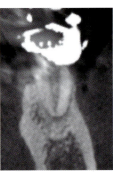
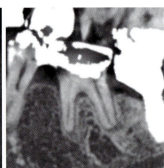
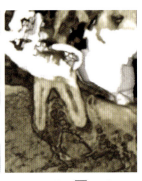
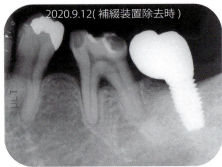
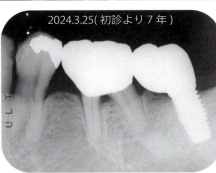

図30 42歳，女性．「6の著しい咬合痛を主訴に来院．「6遠心根の歯根膜腔の肥厚像と硬化性骨炎を認めたため，失活歯と診断．無麻酔下にて補綴装置を除去する最中に知覚を訴えた．補綴装置除去後のデンタルエックス線画像では，歯髄腔に非常に近接した覆罩の痕跡を認め，失活の疑いがますます深まった．しかし，TEKを装着し経過観察を行うと症状が消失したため，咬合面形態には細心の注意を払って補綴処置へ移行した．7年後の現在，歯根膜腔の肥厚像は改善されており，一連の症状と異常像は咬合性外傷によるものであったと推察できる

3) 咬合性外傷

　デンタルエックス線画像において歯根膜腔の肥厚像を呈し，咬合痛および象牙質知覚過敏の亢進によって冷温水痛を訴える際には歯内疾患との鑑別診断が必要となる．前2項と同じく咬合状態の診査とパラファンクションのサインを診査する（**Column3 参照**）．歯内療法未処置歯の場合，診断に迷った際には歯髄電気診を行い，歯髄反応の有無を確認する．生活歯であれば冷温水痛の持続時間などの問診をしっかりと行って，歯髄処置に踏み切る必要性があるかを慎重に判断する（**図30**）．

　くどいようであるが，患者さんのなかには少々オーバーな表現をしがちな方もいるため，結果的に処置が後手に回ったとしても抜髄処置は最後の手段である．生活歯・失活歯を問わず，咬合調整やナイトガードの装着によって歯内療法に介入することなく症状が改善されることは珍しくない．

4) 非歯原性疼痛

　歯や歯周組織に原因がないにも関わらず歯に痛みを感じる疾患であり，医科との連携で診断が可能となる．頻度としてはそれほど高くなく，診断名の選択肢としてあがりにくいため，その可能性をいつも頭の片隅に置いておかなくてはならない．

Column 3

パラファンクション

　パラファンクションによる種々の症状は，術者に歯内疾患を連想させてしまうことが多い．口腔内に表れているパラファンクションのサインを診ることは鑑別診断を行う際の判断材料として大変重要である．切端，咬頭のファセット，メタルクラウン咬合面のシャイニングスポット，天然歯咬合面のアブフラクション，口蓋隆起，下顎隆起，楔状欠損の有無などに着目してみると，パラファンクションを疑える患者さんは実に多いことがわかる（図31）．パラファンクションによる咬筋停止部の筋肉性の疼痛を「下顎大臼歯部の根尖部が痛い」と表現されることもあるため，骨格タイプ（ブラキオフェイシャル or ドリコフェイシャル）や咀嚼筋の緊張の診査も重要である．

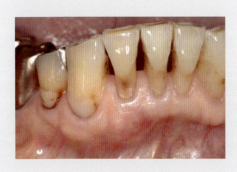

図31　切端の咬耗，エナメル質のアブフラクション，楔状欠損，骨隆起など，口腔内に現れているさまざまなパラファンクションのサインを見逃さないようにしておかなくてはならない．歯内療法と並行して，ナイトガードを作製する患者さんも多い

（1）上顎洞炎（鼻性）

　上顎臼歯部の歯が上顎洞内に筍のように突き出しているケースでは，実際に交通こそしていないものの薄い骨壁1枚で隔てられただけの状態であり，容易に根尖性歯周組織炎から歯性上顎洞炎を生じ，逆に鼻性上顎洞炎によって咬合痛や根尖部近辺の自発痛を生じることとなる．いずれにせよ**上顎洞炎では頭痛などを伴うことも多く，特徴的な頬骨弓付近の圧痛や重苦しさが診断の目安**となる（図32）．CT撮影を行って歯性上顎洞炎を疑う歯がなければ，歯科の領域ではないため耳鼻科を紹介する（図33）．

（2）三叉神経痛，帯状疱疹

　三叉神経痛は学生時代に「バットで殴られたような電撃痛」と習ったが，必ずしもそのような痛みを感じるとは限らない．また三叉神経は帯状疱疹の後発部位であることもよく知られており，初期症状として片側の複数の歯に疼痛が現れたり，歯髄炎様の症状を呈することがある．これらの疾患において，患部の歯がすべて non caries の歯内療法未処置であれば，そこに頭を巡らすこともできるが，根尖病変が存在すると歯原性の疼痛を疑ってしまう（図34, 35）．われわれ GP にはこれらの病態の診断はできないため，通常の痛み方でない（異常に強い，異常に長引く etc.）と判断したら，医科や口腔外科を紹介し検査を依頼した方が良い．明らかに歯内療法が必要な場合を除いて非介入を保つ原則は前項と同じである．

1章 診断のポイント

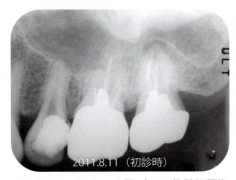

図32-1 41歳，女性．|5 の抜髄処置後も痛みが取れないことを主訴に来院．それまでの経緯をメモにしたためてこられた．|7 に上顎洞底と近接した根尖病変を認める．|5 の抜髄治療そのものには何も問題がなさそうであった

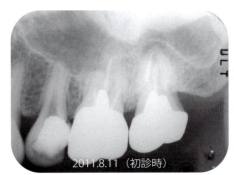
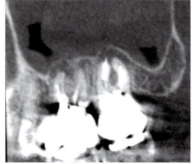
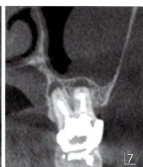

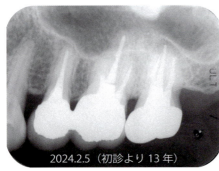
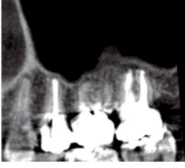
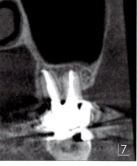

図32-2 耳鼻科で上顎洞炎の診断があったため，CTを撮影．|67 による歯性上顎洞炎の疑いが強い．前医による |5 の抜髄処置はこの診断を前提として行ったものであったのか疑問が残るところである．|567 の根管治療を行った結果，上顎洞炎はほぼ改善されている

34

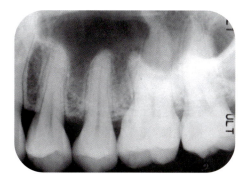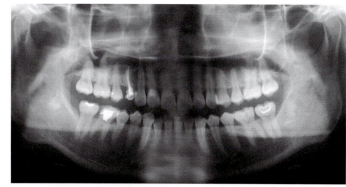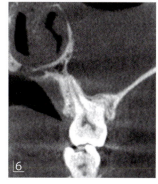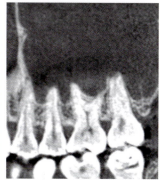

図 33-1　33歳，女性．左上がうずいて頭が痛い．左側臼歯部にう蝕や歯周病，咬合に関する問題を認めなかった．問診にて「数日前から風邪気味で鼻がつまっている」ことを聞き出した

図 33-2　CT画像では左側上顎洞の含気性は完全に失われており，鼻性の上顎洞炎と診断し耳鼻科の受診を勧めた．歯科的処置の必要はなく，間違っても抜髄処置などを行ってはならないが，不良根充の失活歯が1本でもあれば，診断に迷ったかもしれない

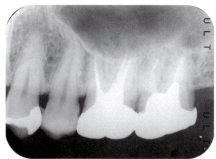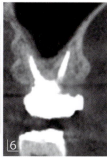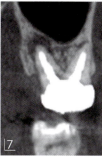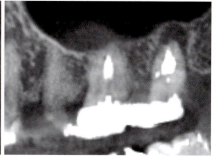

図 34　40歳，男性．左上臼歯部の咬合痛を主訴に来院．デンタルエックス線画像では 7| の口蓋根に根尖病変を認めた．自発痛はなく「会話時と咀嚼し始めた時に刺すような痛み」を訴えた．骨隆起が存在しブラキシズムの自覚もあったため，ナイトガードを装着したところ，疼痛が消失した．1年後，同部位の痛みを主訴に再来院．やはり歯内治療が必要かと思ったが，よくよく痛みの種類を問診したところ「うがいをしたら痛む．舌の半分もピリピリする」とのことでペインクリニックを紹介．三叉神経痛と診断された

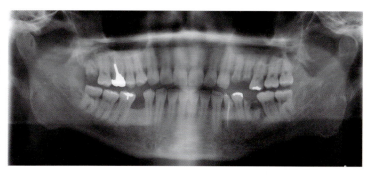

図 35　45歳，男性．左側全体がジンジン痛む，激痛とまではいかない．|4 5，|6 はC4の状態で歯髄は失活していたが，打診や根尖部圧痛はなかった．歯肉に目立った炎症もなく，「はて？」と思ったが患者さんの前額部（眉部分）に水疱を認めた．顔面にできる帯状疱疹の80％は三叉神経第1枝領域にでることから帯状疱疹を疑い，後日内科にて確定診断を得た

5）その他鑑別診断に注意を要するケース

　全顎的なスクリーニングのなかで発見される無症状の根尖病変は多い．介入するか否かは症状の有無と患者さんの都合や希望によるが，無症状で透過像を有する病態としてセメント質骨性異形成症がある．歯髄電気診で生活反応を示せば，歯内療法に介入することなく経過観察処置を行う（図36）．これを怠り，エックス線透過像が存在するからという短絡的な診断によって，不要な歯内療法を行うことがないよう注意をしなければならない．

　また，教科書には載っていないが，同じく生活歯で根尖部透過像を呈するものに疑似根尖病変がある．隣在歯や同じ歯の別の歯根に根尖病変が存在する場合に，何らかの理由によりサイトカインおよび破骨細胞の活性化を認める現象である[7,8]（図37）．この現象を知識として持っておくことで，不要な抜髄処置を避けることができるばかりでなく，透過像があるのに穿通できない根管への対応が楽になる．

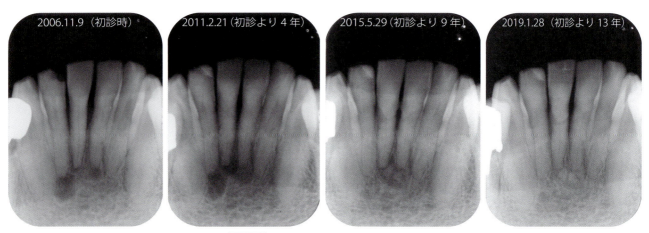

図36-1　55歳，女性．スクリーニングで 2̅1̅ にまたがる根尖部透過像を発見．根尖病変を疑ったが，歯髄電気診を行ったところいずれも Vital(+) を示し，無症状であったため経過観察とした．経年的に透過像は不透過像に変化していっているのがわかる

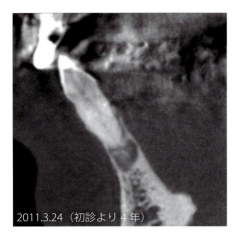

図36-2　デンタルエックス線画像では透過像を認める時期であったが，CT画像では根尖部透過像内に不透過像を認め，このことからも通常の根尖病変ではないことがわかる

疑似根尖病変

隣在歯あるいは隣在根の影響によりあたかも根尖病変のようなエックス線透過像を呈する状態．根尖周囲の高度に発達した脈管系を通じてサイトカインが活性化すると考えられる

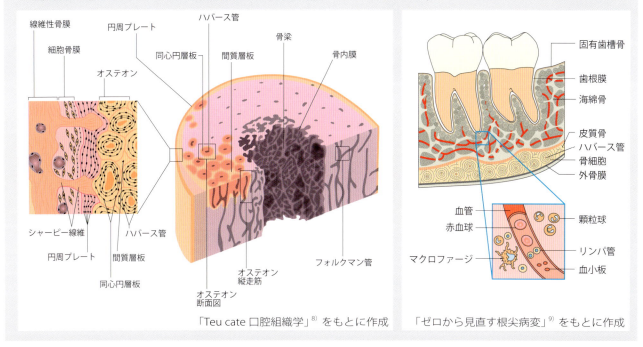

「Teu cate 口腔組織学」[8]をもとに作成　　「ゼロから見直す根尖病変」[9]をもとに作成

図 37-1　疑似根尖病変の知識は穿通できない感染根管のケースで役に立つことがある．そのようなケースで隣の根管や隣在歯に根尖病変があれば，まずそちらの根管治療をしっかりと行うことで，穿通できなかった根の透過像が消えていくことを多く経験する

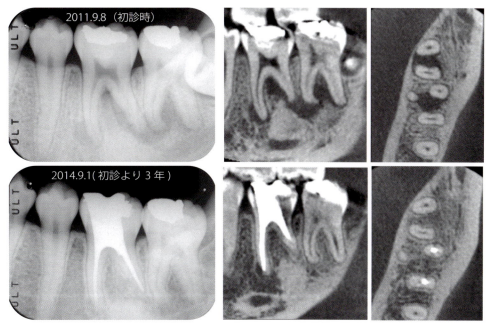

図 37-2　17歳，女性．左下臼歯部の自発痛と咬合痛を主訴に来院．1か月前に他院で 6 7 のインレー修復を行った既往がある．CT画像では根尖部透過像が 6 7 の各根に認められ，透過像は双方の根分岐部にまで及んでいる．しかし，歯髄電気診では 6 はVital(-) 7 は (+) であったため，まずは 6 の根管治療を先行した． 6 のみの治療により症状は完全に消失した．3年後の画像では 7 の透過像は消失しており，初診時の透過像は 6 根尖病変の影響による疑似根尖病変であったと考えられる

1章　診断のポイント

Check Point

☑ **問診でしっかりと情報を引き出せているか？**

患者さんの主訴と口腔内の既往や関連痛をしっかりと聞き出し，なおかつ患者さんの言葉を鵜呑みにせず，術者の基準に落とし込んで客観的な情報を収集することが重要である．

☑ **デンタルエックス線画像は適切なフィルムの位置と主線の方向で撮影されているか？**

病態を正確に把握するための必須条件である．そのうえで角度を変えて副根管や分岐根管の診断を行うこともある．明るさやコントラストも適切でなければならない．

☑ **異常像を察知し，根尖病変を見落としていないか？**

得られた画像の微細な変化を見逃さず，患者さん個有の解剖学的形態を考慮に入れて読影をする．必要であればパノラマやCTによる画像診断を併用する．とにかく情報はあればあるほど良い．

☑ **原因歯，原因根は特定できるか？**

問診や口腔内診査，画像診断により症状の原因と原因歯は特定できるか？　判断に迷う際にはあらゆる診査を行い，いい加減な診断のもとで先に進んではならない．疼痛を訴える場合には原因根からアプローチをする．

☑ **自身が下した診断と症状に矛盾はないか？**

特に不可逆的な処置に介入する場合には，診断名が症状に合致しているか，自分自身にもう一度問い直してみよう．診断が確定できない場合には低侵襲・可逆的な処置から行い，いちかばちかの介入は避けるべきである．

☑ **本当に歯内療法の適応症であるか？**

歯周ポケットや咬合性外傷の診査などを含め，口腔内の状態を総合的に診査し，歯内療法で確実に治癒に導くことができる病態なのかを慎重に判断しておかなければならない．歯根破折やセメント質剥離，根尖部フェネストレーションなどあらゆる可能性を視野に入れておく．

1章の参考文献

1）下川公一、倉富覚，．長期症例から紐解く根尖病変と骨縁下欠損：クインテッセンス出版．2021．
2）上田秀朗ら．Reliable Dentistry1〜4．医歯薬出版．
3）Slowey RR: Root canal anatomy. Road map to successful endodontics. Dent Clin Norh Am. 1979; 23(4): 555-73.
4）Bender IB, Seltzer S. Roentgenographic and direct observation of experimental lesions in bone: I. 1961. *J Endod.* 2003; 29(11): 702-6.
5）Bender IB, Seltzer S. Roentgenographic and direct observation of experimental lesions in bone: II. 1961. *J Endod.* 2003; 29(11): 707-712.
6）Mainkar A, Kim SG. Diagnostic Accuracy of 5 Dental Pulp Tests: A Systematic Review and Meta-analysis: *J Endod.* 2018; 44(5): 694-702.
7）Lin J, Chandler NP. Chandler. Electric pulp testing: a review: *Int Endod J.* 2008; 41(5): 365-742.
8）Antonio Nanci 編著／川崎堅三訳．Ten Cate 口腔組織学　第6版．医歯薬出版．2006．
9）倉富覚，．0から見直す根尖病変．医歯薬出版．2016．

2章
手技のポイント

2章 手技のポイント

　根管治療を成功に導くためには"正確な診断"が大きなウェイトを占めると考えるが，その一方でいくら正しい診断ができたとしても精度の高い手技が伴っていなければ治癒には至らない．たとえば，図1のケースでは，初診時に臨床症状とデンタルエックス線画像より表1のような診断をし，冠除去後にCT撮影を行って根管の走行を確認した．4̅ は2根管性で，1根管が未処置のままであることを画像診断から把握できたが，未処置根管を探し出し彎曲根管を攻略できるかどうかは診断力とは別の技術力にかかっている．この「診断」と「手技」はいわば車の両輪ともいうべきものであるが，この章では「手技」のポイントについて解説してみたい．

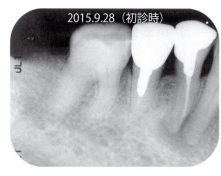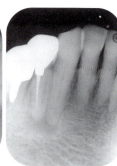

図 1-1　80歳，女性．右下の奥歯がじくじくしている．4̅ 3̅ にまたがる根尖部透過像とサイナストラクトを認めた

表1　画像から読み取った情報を基に進めた確定診断の手順

①原因歯は？
  ・3̅ が生活歯であれば 4̅ 単独の根尖病変
  ・3̅ が失活していれば 3̅ と 4̅ の双方，あるいはどちらかが原因による疑似根尖病変
  電気歯髄診により 3̅ は生活歯と判明　➡　4̅ 単独の根尖病変
② 4̅ の根管の状態は？
  ・正方線のデンタルエックス線写真では根管の彎曲部で穿孔している可能性あり
  ・偏心画像では根充材が頬側に大きく偏っており，未処置根管が舌側に存在する可能性が高い
  CTによる3次元的な画像診断の必要性ありと判断
  ・舌側に未処置根管が存在し，根尖部で彎曲していることが判明
  ・病変の拡がり方からおそらく原因根は舌側根と予測
  ・頬側根の穿孔の可能性は低い

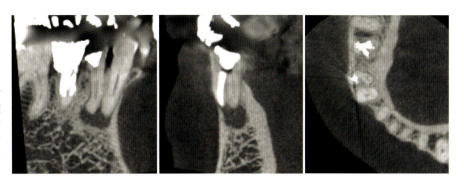

図 1-2　歯髄電気診にて ③| は生活歯だったため，原因歯は ④| に絞られた．CT では予想通り ④| の舌側に未処置根管が存在し，パーフォレーションは認められなかった

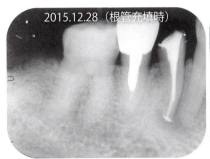
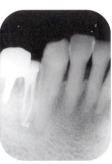
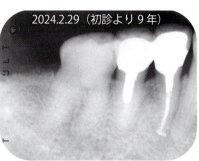
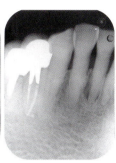

図 1-3　④| 舌側根の根管拡大を開始したところ，サイナストラクトは消失した．根充後のデンタルエックス線画像では 2 根管の拡大がなされていることが分かる．9 年後の現在は透過像が消失し，正常像となっている

1 アクセスキャビティのポイント

　根管形成の第 1 歩は，髄室までバーを進め歯冠部歯質の整理および髄室の形成を行うことである．歯内療法の目的は根管内の起炎因子を限りなく 0 に近づけることであるが，単に根管内でファイルを回転させれば達成できるというものではない．根管の水平断面は原則的に歯根外形と相似形をなすため，**ほぼ全ての根管の水平断面は円形ではなく，頰舌的に長い楕円形あるいはひょうたん型を呈している**（図 2）．よって，手用ファイルのリーミング操作や Ni-Ti ファイルなどの**回転運動のみで根管形成した場合，水平的に拡大できていない部分を多く生じる**ことになる（図 3）．

　まずは根管壁全周にファイルを接触できる環境を作らなければならず，その環境を実現するには入口の形態が重要なポイントとなる．挿入口の規制をなくし根管内におけるファイルの可動域を高めることで，ファイルが根管壁全体に接触する状態が理想的であり，**アクセスキャビティ（髄室開拡）が歯内療法の成否を決める**といっても過言ではない．近年，Minimally invasive endodontics（MIE）の概念の下に低侵襲のアクセスキャビティを推奨する動きがあるが，付随するさまざまな問題点も指摘されており，それが最善だという結論はまだ出ていない[1,2]（図 4）．ファイルと根管充填剤の垂直的な到達度のみを考えればエックス線画像的に OK となるかもしれない．しかし，デンタルエックス線画像の盲点ともいうべき水平的な拡大不足にこそ注意を払わなければならず，そ

2章 手技のポイント

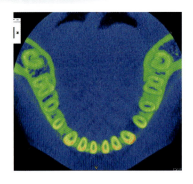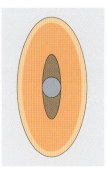

図2 下顎の水平断像．どれ1つとして円い根管などなく，頬舌的径が大きい楕円形を呈している．第二大臼歯は樋状根

図3 楕円形の根管に対し，回転運動のみで根管形成を行った場合には，水平的に未拡大の部分を多く生じてしまう

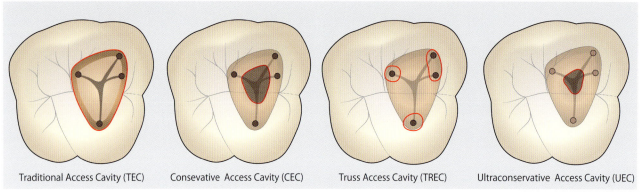

Traditional Access Cavity (TEC)　　Consevative Access Cavity (CEC)　　Truss Access Cavity (TREC)　　Ultraconservative Access Cavity (UEC)

図4 MIEの概念による低侵襲性アクセスキャビティ
アクセスキャビティが小さいほど，入口でファイルの動きが規制される．ファイルは根尖まで届いているかもしれないが，ただそれだけのことである

図5 デンタルエックス線画像で評価できるのは，あくまでも根充材の垂直的な到達度のみであり，根管拡大・充填の質までは判断できない．近遠心方向から見て未拡大部分が残っているb, cと理想的に拡大できているdのいずれもデンタルエックス線画像ではaの画像となる

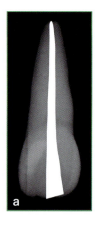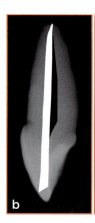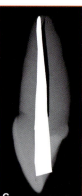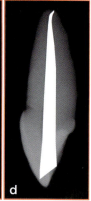

a　　b　　c　　d

の観点からはあまりにもConservativeなアクセスキャビティには疑問符がつくところである（図5）．また，すべての症例にそのようなアクセスキャビティを応用できるものではなく，まずは基本となるTraditionalなアクセスキャビティを習得し，術者の上達に合わせて応用技を身につけていけばよい．

筆者が考える基本型とはシンプルにストレートラインアクセスが確保できるアクセスキャビティである．若い先生方には一時的なTRENDに流されず，しっかりと基本型を身につけてほしいものである．

1. 前歯部のアクセスキャビティ

　歯内療法終了後に続く修復処置は，若年者であれば補綴修復を回避し，できればコンポジットレジン修復で済ませたいところである．しかし，歯質を温存することに意識が働きすぎると，アクセスキャビティとしては削除量不足となり歯内療法でトラブルを起こす原因となる．髄室にバーを穿孔させるまでは図6-1のようなアクセスキャビティで問題はなく，サイズの小さなファイル（♯6～10）であれば柔軟性が高いため，彎曲を追従しながら根尖まで到達できるだろう．しかし，そのままサイズをあげていくとファイルの把持部に近い部分と歯質（歯冠部エナメル質，根管壁リンガルショルダー）が干渉し，ファイルの先端は舌側根管壁から離れてしまう（図6-2）．さらにファイル

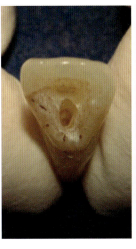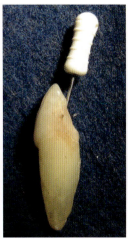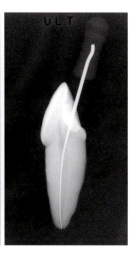

図6-1　髄室までのアクセスキャビティは舌側からのアプローチが一般的である．髄室に穿孔する時点までは，このアクセスキャビティで特に問題はない

図6-2a　ファイルはサイズが上がるほど剛性が高くなる．最初のアクセスキャビティのままサイズをあげていくと，歯冠部歯質や根管口部のリンガルショルダーとファイルが干渉しだし，根尖部では舌側（口蓋側）根管壁にファイルが接触しなくなる．また，ファイルと歯冠部歯質の干渉があると思わぬ方向に拡大されていき，根尖孔のトランスポーテーションを起こしてしまう

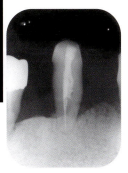

図6-2b　前医によって根管治療がなさていた③は非常に低侵襲なアクセスキャビティだった．しかし，入口でファイルの動きが規制されるため，根中央部から根尖部にかけて水平的に未拡大の部分が多量に残されている

2章 手技のポイント

はサイズアップとともに剛性が高くなっていき，バネの作用によってトランスポーテーションやジップを形成してしまう．

このようなトラブルを未然に防ぐには**ファイル上部と歯冠部歯質が干渉しないアクセスキャビティを形成する**ことが最善策だと考える（図7）．

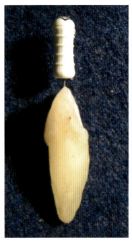
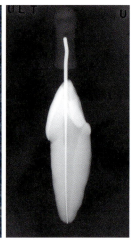

図 7-1 ファイルの先端と根尖部の歯質のみが接触し，ファイル上部と歯質が干渉してない状態にしたい．そうすると，アクセスキャビティを切縁付近まで拡げていくことになる

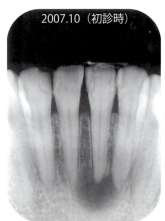
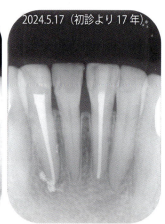
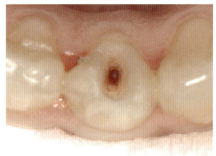
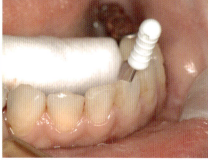

図 7-2 29歳，女性．１｣に自発痛と根尖病変を認めた．ファイルと干渉する歯冠部歯質を削合していくと，若干切縁を越える位置となった．なるべく切縁を越えたくはない気持ちはあるが，最終的に CR で修復するのであれば大きな問題とはならない

2. 臼歯部のアクセスキャビティ

　臼歯部においても基本的に前歯部のアクセスキャビティと同じ考えでファイルの先端のみが根尖部で歯質と接触する状態を作りたい．そう考えた時に障害となるのは三次元的に張り出したエンド三角である（図8）．下顎大臼歯の抜去歯にTraditionalなアクセスキャビティを形成し，#10のファイルを挿入した状態のデンタルエックス線画像を図9に示す．根管口を拡げずにファイルを挿入しただけのaでは近心頬側根に存在するエンド三角のためにファイルは歯軸方向から随分と遠心に傾いて，アルファベットの"C"の字を描いてしまっている．この状態ではファイルの穿通力は極度に低下するため，ファイルを根尖まで通せなくなってしまうだけでなく，さまざまなトラブルを生じる原因となる．根管口にフレア形成を行ったbでは，エンド三角を除去しただけでファイルが長軸方向に真っすぐと立ち，アルファベットの"J"の字に変化したのが分かるだろう．いわゆるストレートラインアクセスをしっかりと確保した状態である．このように，拡大と同時に根管口のフレア形態を付与することで根管に対するファイルの追従性が向上し，種々のトラブルを防ぐことができる（図10）．

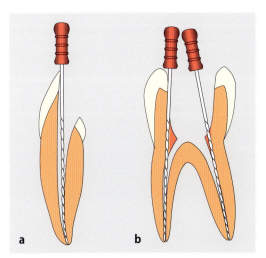

図8　前歯部で筆者が理想とするaの状態を大臼歯で作り出すには根管口部のエンド三角を削合しなければならない．ファイルの先端のみが根尖部歯質に接触するイメージは前歯部と同じである

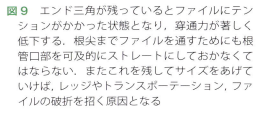

図9　エンド三角が残っているとファイルにテンションがかかった状態となり，穿通力が著しく低下する．根尖までファイルを通すためにも根管口部を可及的にストレートにしておかなくてはならない．またこれを残してサイズをあげていけば，レッジやトランスポーテーション，ファイルの破折を招く原因となる

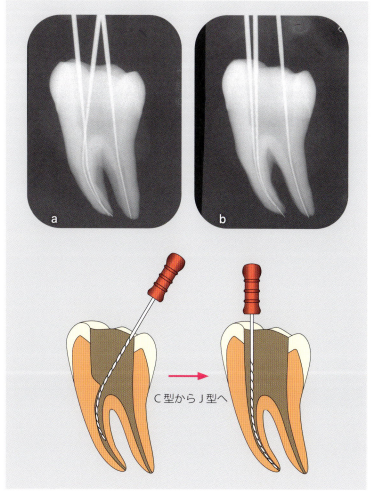

2章 手技のポイント

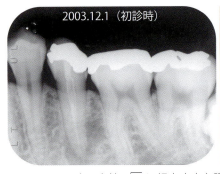
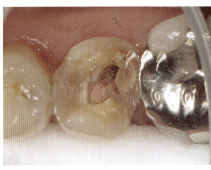
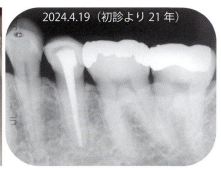

図10 31歳，女性．⌊5 に根尖病変を認めた．アンレーを除去すると楕円形の根管に対して円く偏った根管拡大がなされていた．根管口のフレア形成ができていないため，根管内には水平的にファイルが接触していない部分が多量に残っている．いくら垂直的に理想的な根管充填であっても，水平的な未拡大部分が残っていれば不良根充である．根管口部にフレア形成を行い空間的な余裕を作らなければ，ファイルを縦横無尽には動かせない

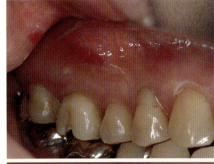
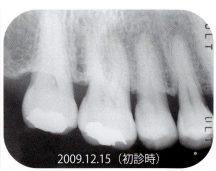

図11-1 54歳，女性．⌊6│の自発痛と腫脹を主訴に来院．天蓋が髄床底に近くエンド三角が張り出していた．根管口明示時と最終拡大終了時の髄室内．エンド三角を削合しているが，咬合面から観察した際に大臼歯の3根管の根尖が同時には見えない．ミラーの角度を変えて各根管にフォーカスすると，それぞれ根尖近くまで直視できる程度の歯質削除量である

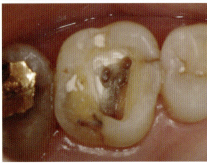
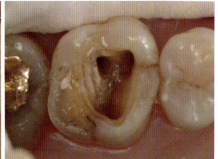

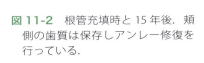
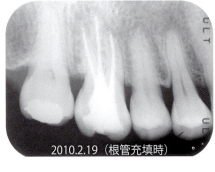
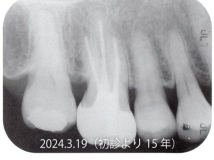

図11-2 根管充填時と15年後．頬側の歯質は保存しアンレー修復を行っている．

　　　　このことは根管拡大の基本であり，手用ファイルであってもNi-Tiファイルであっても同じことが言える（図11）．エンド三角を除去することに対し，これもまたMIEの概念により歯頸部象牙質（Pericervical dentin；PCD）（図12）を削合しないよう推奨する意見があることは承知しており，破折防止に多少のメリットがあるかもしれな

い[3]．それでも筆者が従来の術式を変えない理由は，そのことよりも最小限のエンド三角を削合し歯内療法の予知性を高めるメリットの方が大きいと考えるからである（図13）．

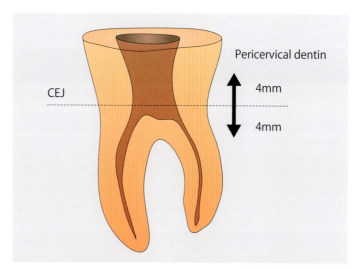

図12　歯頸部象牙質（Pericervical dentin；PCD）
筆者の考えでは，最小限のエンド三角を除去することと，可及的に歯質を温存することは矛盾しない．過剰な歯質の削合は歯の寿命を縮めることに間違いはなく，分割コアなどを用いて極力歯頸部歯質の温存に努めている

- 根管の見逃しをなくすために
- 確実なネゴシエーションのために（穿通効果を高める）
- 繊細な手指感覚を得られるように
- ファイルをしならせて使用できるように
- ファイルの疲労を減らし破折を防止するために
- 本来の根管形態を壊さないように（レッジやジップの予防）
- 効率化を図り，根管充填の操作をしやすくするために

図13　筆者が考えるTraditionalなアクセスキャビティを行うメリット

2 ポストを除去する際のポイント

　再根管治療を行う歯には既に補綴装置が装着されている場合がほとんどであり，特にポストの除去に苦労させられることが多い．歯内療法後もその歯を長く保存するために，**根管内歯質を削合しないようにポストの除去を行う**のが原則である．

1．メタルコアの除去

　メタルコアの除去のポイントはポストを削り込んでいかずにコアを一塊として除去し，根管内歯質を削合しないことである（図14）．除去には兼松式合釘抜去鉗子の内鉗子のみを使用している（図15）．メタルコアのほとんどがこのツールで除去できると考えてよいが，無理に力をかけると歯根破折を起こしてしまうため，鉗子を決して強く握らずに把持する方向を変えながら徐々に浮き上がらせていくとよい（図16）．

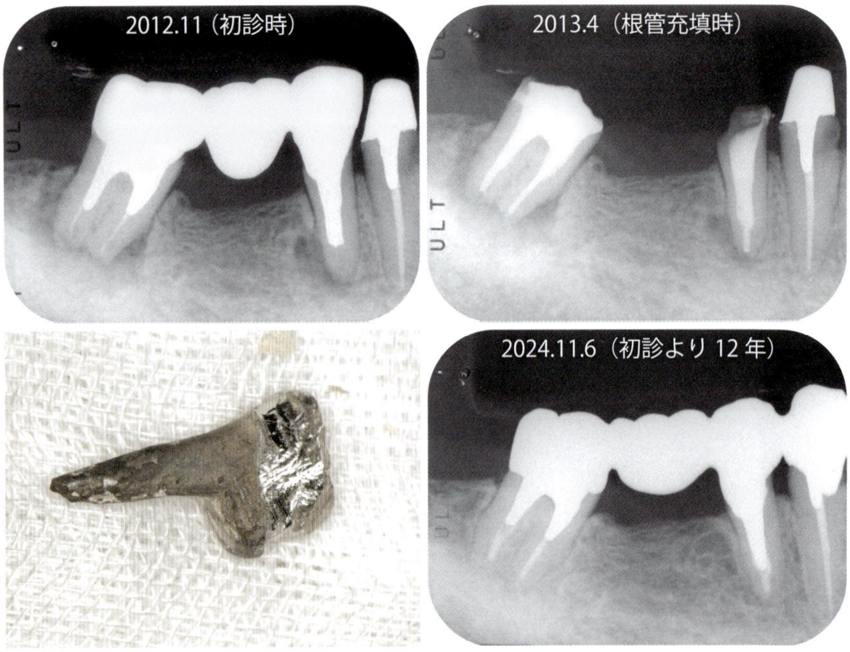

図14　59歳，女性．右下臼歯部の咬合痛を主訴に来院．7 5|に根尖病変を認めた．双方とも無駄に長くて太いメタルポストが装着されており，歯根破折も疑わなければならない症例である．ポストが長いほど削り始めたら泥沼にはまってしまうため，ポスト部を一切削合せずに一塊として除去を行った．幸いクラックを認めなかったため，双方の根管治療を行った．12年後の現在，正常像を呈している

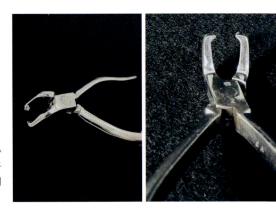

図15　メタルコア除去に使用している兼松式合釘抜去鉗子（木村鉗子製作所）．筆者は内鉗子のみを使用し，除去を行っている

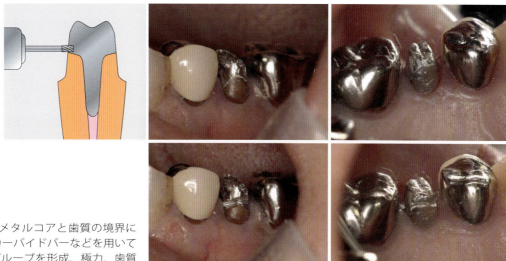

図 16-1 メタルコアと歯質の境界に＃330カーバイドバーなどを用いて全周にグルーブを形成．極力，歯質を削合しないようにしたい

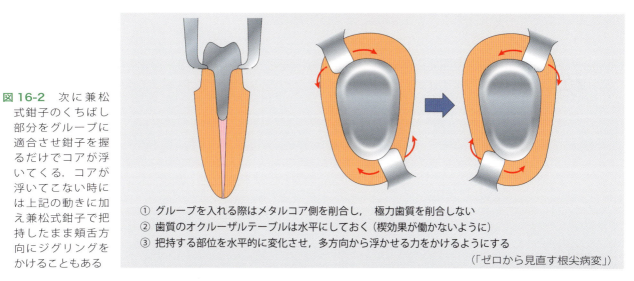

図 16-2 次に兼松式鉗子のくちばし部分をグルーブに適合させ鉗子を握るだけでコアが浮いてくる．コアが浮いてこない時には上記の動きに加え兼松式鉗子で把持したまま頬舌方向にジグリングをかけることもある

① グルーブを入れる際はメタルコア側を削合し，極力歯質を削合しない
② 歯質のオクルーザルテーブルは水平にしておく（楔効果が働かないように）
③ 把持する部位を水平的に変化させ，多方向から浮かせる力をかけるようにする

（「ゼロから見直す根尖病変」）

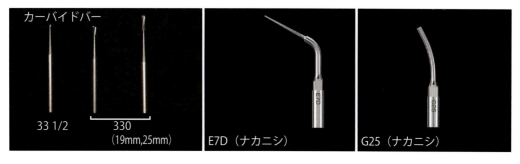

図 17 兼松式鉗子で除去できない場合には，やむを得ずポストを削合し，超音波チップをメタルに当てて除去を行う

　兼松式鉗子による除去が無理と判断した（全くビクともしない）場合には，カーバイドバーでポストの中心部を慎重に削合していき，補綴装置除去用の超音波チップを残ったメタルに当てることでポストが動き出す（図 17）．反対に**あまりにも手応えなく除去できた場合には既にクラックが入っている**ことも多いため，合着用セメントを完全に除去した後に注意深く根管内歯質を観察する必要がある．いずれにせよ拡大視野下であれば，たとえ時間がかかったとしてもメタルコアの除去は可能である．

2．ファイバーコアの除去

　ファイバーコアの除去においても根管内歯質を削合しないことを第一義に考えなくてはならない．ほとんどのメーカーのファイバーポストはコントラアングル用のスチール製バーでは歯が立たず，タービンを用いて除去を行うしかないが，安全に削合できるのは根管口付近までである．そこから先は拡大視野下でエンド用超音波チップを用いて地道に削合していくしかない．また，ファイバーポストだけでなく根管内のレジンを完全に除去しなければ，根管内のクラックを発見できないばかりかファイリングの妨げになる．しかし，歯質と同色のファイバーコアの除去は決して容易ではない．歯質とファイ

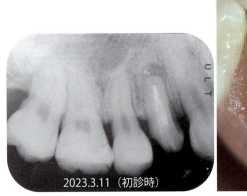
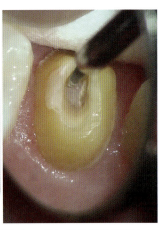
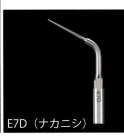

図 18-1　31歳，女性．右上の歯ぐきが腫れた．4|に根尖病変を認め，ファイバーポストが装着されていた．メチレンブルーで染めると，レジンやファイバーポストと歯質との境界が判別しやすくなる

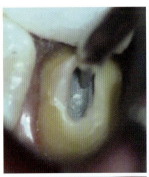
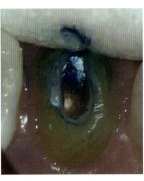
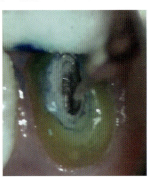

図 18-2　タービンの使用は根管口までとし，そこから先はエンド用超音波チップを用いて硬さを参考にしながら削合を行っていく．ファイバー・レジン部を削合した際に出る真っ白な削片は，メチレンブルーで染色した背景でより分かりやすい．ファイバーポストの削片中に光って見える繊維の存在もチップを当てる部位の目安になる

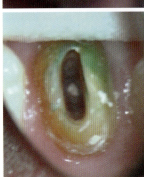
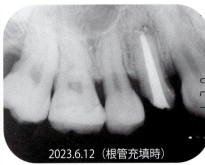
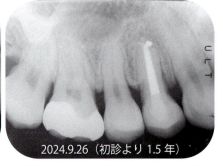

図 18-3　ファイバーポストを除去して4|の根充を行った．永続性のある治療を目指すのは当然であるが，残念ながらいつかは再治療をする時が来る．長いポストを形成する前に再治療時の配慮をしておきたいものである．歯冠部歯質は4壁残存していたため，ファイバーポストを用いずにレジン築造とした．経過は短いが，根尖病変は消失している

バーの境界が不明瞭で分かりにくい場合には，メチレンブルーで根管内を染色してこれを除去するようにしている（図 18）．歯質とレジンの染まり方が違うので境界が明瞭となるうえに，背景が青いためレジン部を削合した際に出る真っ白い削片により何を削っているかが非常にわかり易い．時に，根尖近くまでレジンが充填されている症例に遭遇し，一気に気持ちが萎えることがあるが，これも同じ方法で根気良く除去するしかなく，場合によっては外科的対応を視野に入れることもある（図 19）．自身で行う築造の際に，ファイバーポストを根尖部付近まで挿入することは再根管治療を困難にし，結果的に歯の寿命を縮めてしまう可能性があることを肝に銘じておかなくてはならない．

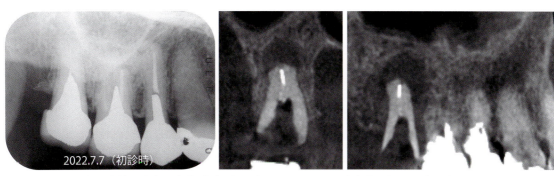

図 19-1　74 歳，女性．右上の奥歯が腫れた．太いメタルコアを除去すると，レジンが根管内を埋め尽くしていた．マイクロスコープ下でも歯質との境界がはっきりしない時には，CT で根管の走行を確認しておくことが重要である

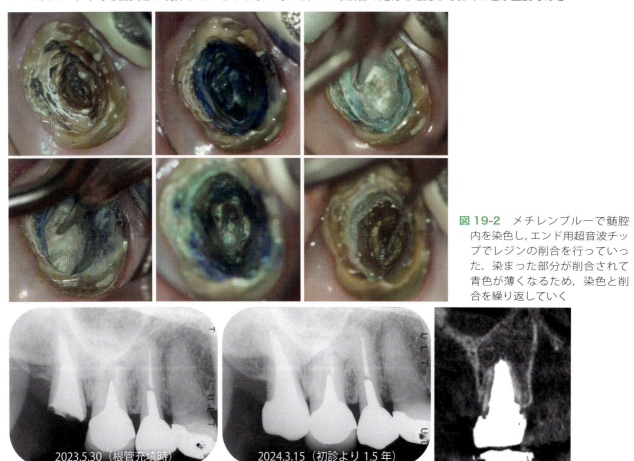

図 19-2　メチレンブルーで髄腔内を染色し，エンド用超音波チップでレジンの削合を行っていった．染まった部分が削合されて青色が薄くなるため，染色と削合を繰り返していく

図 19-3　レジン層を除去し根管充填を行った．経過は短いが，現在のところ症状は安定している

3 根管が見つからない時のポイント

　根管口が見つからない際に，小さなアクセスキャビティの状態で根尖方向に切削していくとパーフォレーションを起こすリスクが高くなる．そのような場合は偶発症を未然に防ぐことを優先させ，ある程度の歯質を犠牲にしてでも視認性を高めた方が良いと考える（図20）．また加齢による第2象牙質や楔状欠損などに反応して形成される第3象牙質の添加が著しい場合には髄室が狭くなり，ひと目で根管口を認識できないことがある．

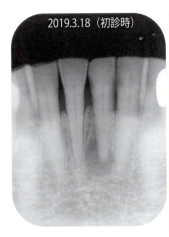
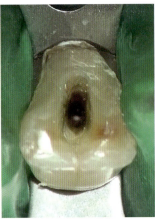

図20-1　76歳，女性．$\overline{1}$ の自発痛と腫脹を主訴に来院． $\overline{1}$ の根尖部にエックス線透過像を認め，根中央部で2根管に分岐している根管の走行を確認できた．著しい切端の咬耗と $\overline{1}$ の外傷を疑わせる像からセメント質剥離の可能性も視野に入れて根管治療を開始した．根尖病変であれば，最終的にはコンポジットレジン修復で完了したいという考えのもとにアクセスキャビティを形成した

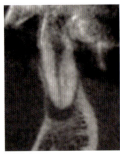
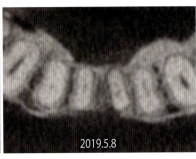

図20-2　CTで根管分岐の位置と走行を確認した．病的な歯周ポケットもなく，セメント質剥離の可能性は否定された

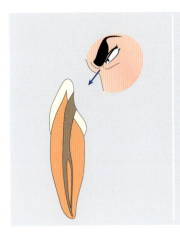
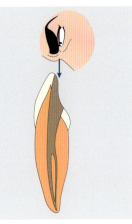

図20-3　しかし，歯質の温存を意識した分，根管内の視認性と器具の操作性が悪くなり，根管分岐の位置が根中央部であることも相まって，舌側根管の探索に手間取った．舌側方向にアクセスキャビティを拡げることで，視認性と器具の操作性が改善され，舌側根管にアプローチしやすくなると考えた

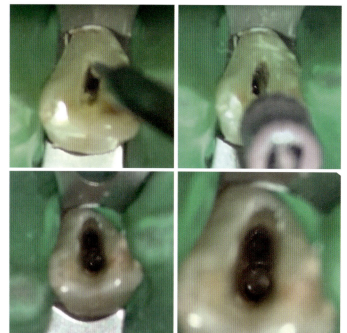

図 20-4　アクセスキャビティを基底結節側に若干拡げた．このことで，舌側根管に抵抗なくファイルが挿入できるようになり，最終的には 1-2-1 の根管形態で 2 根管の拡大を終了した

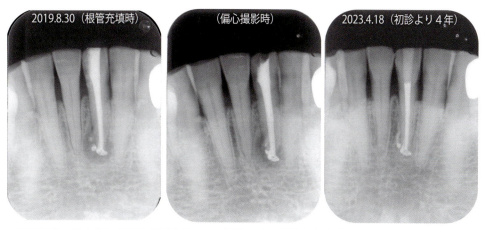

図 20-5　根充時には偏心撮影を行い，2 根管ともに緊密な根充ができていることを確認した．現在，根尖病変は消失している

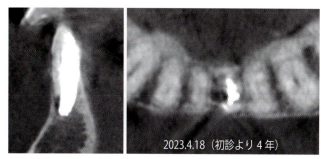

図 20-6　CT 画像ではアーチファクトのため，2 根管を隔てる薄い隔壁がないように見えるが，根中央部で分岐し根尖部で合流する形態となっている．根尖部に透過像は認められない

2章 手技のポイント

　九州大学歯学府の社会人大学院時代に，歯周病で抜去した下顎前歯の歯冠部を切除した状態で根管拡大を行う実験の機会を得た．最も根管にファイルを通しやすい条件であるにもかかわらず，約300本の抜去歯のうち約1/4は石灰化によって根管が完全に閉鎖し，ファイルの挿入さえできない状態であったことに驚かされた．当然，臨床においてもそのような状態の歯があると考えられるため，CT撮影により根管の有無と走行の確認をしておくことで無駄な労力とパーフォレーションのリスクを回避できる（図21）．

　根管があることを確認出来れば，3次元的な方向を見定めながら慎重に切削を行い，時にはデンタルエックス線やCTを再撮影して方向を確認することもある．歯根の外形を咬合面から俯瞰的に観察し根管のおおよその位置を予測することも重要である（図22）．臼歯部において根管口が見つからない場合には，まず髄床底を完全に明示し，髄

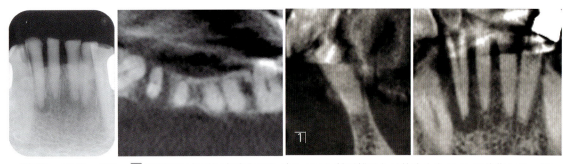

図21　85歳，男性．2⌋の腫脹を主訴に来院されたがセメント質剥離のため抜歯となりBrで修復した．隣在歯の⌊1⌋にはデンタルエックス線画像とCTの双方で歯髄腔を確認できず，無麻酔で前装冠の歯冠形成を行えた．もし，この歯に歯内療法の必要が生じた際には根管を見つけることができない可能性が高い

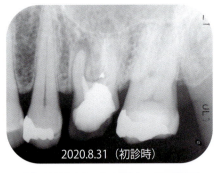

図22-1　62歳，男性．他院にて⌊6 の根管治療中．MB根が開かないと紹介で来院．来院時の咬合痛は治療中の⌊6 ではなく⌊7 の根尖病変によると診断

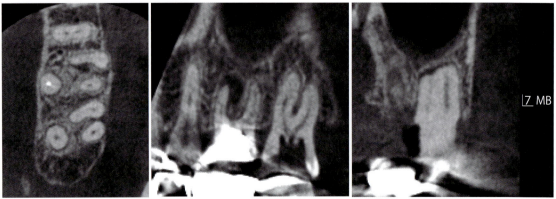

図22-2　CTで⌊6，⌊7 ともに近心頬側根にはMB2が存在することが分かった．⌊7 は大きく捻転している

室の全容を明らかにすることが先決であり，Conservative なアクセスキャビティなどと言っていられない．根尖口付近の歯質の整理をする際には，タービンでは歯質の硬さを捉えにくいため，筆者はロングネックのスチールバー・ラウンド 1/2（28mm）を用

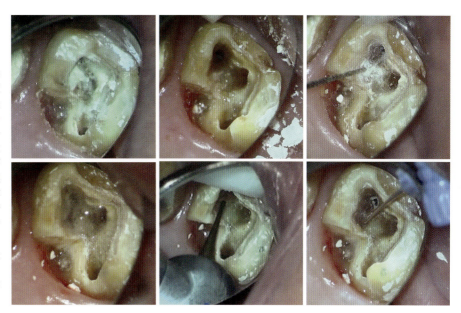

図 22-3　7| の髄室は象牙質の添加によって狭くなっており，天蓋を除去しただけでは MB2 の根管口を確認できなかった．このような時にはまず確認しやすい MB2 以外の 3 根管の根管口明示を行う．MB1 から口蓋側に延びる発育溝を参考にして MB2 の根管口を明示した．ヒポクロを作用させた際に発泡してくる箇所も参考になる．ラバーダムをせずにヒポクロを使用しているが，子供の頃に観た特撮番組の「良い子は絶対に真似をしないように」という言葉を思い出してほしい

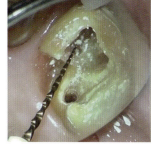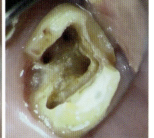

図 22-4　根管口部のストレートラインアクセスの形成には Ni-Ti ファイルを用いた．最終拡大終了時の髄室内．CT 画像と MB2 の法則，咬合面から俯瞰的に髄室内を観察した際の位置的なバランスなどを駆使し，根管口の位置を探ることが重要である

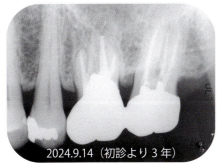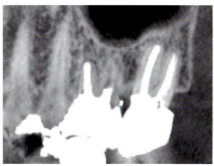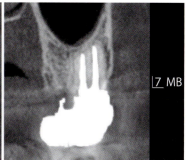

図 22-5　現在のデンタルエックス線画像と CT 画像．|6 7 ともに根尖病変は消失している

2章 手技のポイント

いる．水平的には隅角方向へ拡げながら，垂直的には根尖方向に若干食い込ませてかき上げるように用いると見つかりやすい（図23）．

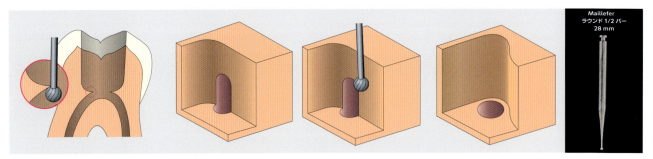

図23-1　マウスホール効果．天蓋が髄床底に近接し，髄室が狭くなっている場合は三次元的に根管口を覆うようにエンド三角が存在している．地面の穴の上にある壁を取っ払い，上から穴がしっかりと見えるようにして，根管口を明示するイメージである．1/2ラウンドのスチールバーをかき上げるように用いることで穿孔のリスクが減少し，根管にバーが到達したときの手指感覚を得られやすい

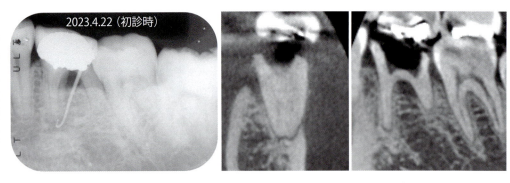

図23-2　39歳，女性．「6」の咬合痛を主訴に来院．遠心舌側根は既に抜根されており，近心根由来のサイナストラクトを認めた．根管口部は完全に石灰化していたため，CTで根管の方向を確認した

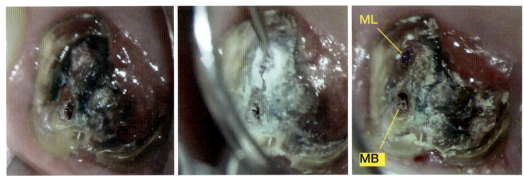

図23-3　1/2ラウンドバーを用いて慎重に根管口の探索を行った．まず1つ，どこかの根管口を発見できれば発育溝などを頼りにその他の根管口を見つけやすくなる．この症例ではMB根をまず見つけ出し，ML根を探っていった

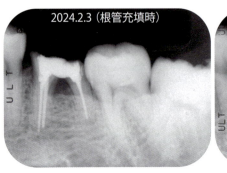
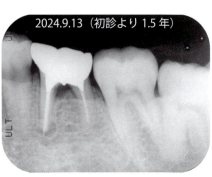

図23-4　3根ともに根管口で石灰化している状態であったが，直線的な根管だったため根管口さえ見つかれば，難なく根尖まで穿通することができた．経過は短いが，サイナストラクトも消失し，安定した状態となっている

臨床的に頻度が高いMB2を探索する際には図24の法則に則れば発見しやすい．そのため，まず，MB2以外の3根管の根管口を明示し，MB1とPを結ぶラインにDBからおろした垂線上を探っていく．髄床底を覆っている歯質を除去していけば，MB2の根管口が見えてくる（図25）．根管口が見つからない時には拡大倍率を大きくして根管口を探したくなってしまうが，反対に俯瞰的に見ることでイレギュラーな根管数や根管配置に気が付くこともある（図26，27）．いずれにせよ，常にどこかに未処置根管はないかという意識を持っておくことが重要である．

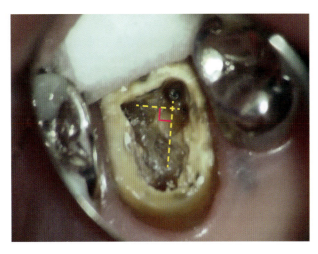

図24　MB1とPを結んだ線にDBから垂線をおろした延長線上にMB2は存在することが多い．MB2の距離と方向には個人差があるが，この法則はほとんどのケースに共通する事項である．（図22，25のケースも参照）

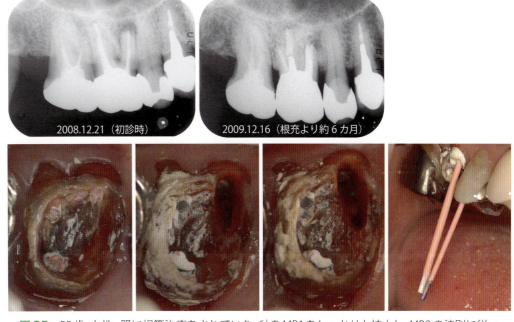

図25　55歳，女性．既に根管治療をされていた 6| のMB1をしっかりと拡大し，MB2の法則に従って根管口を探っていった．マイクロスコープ導入前の症例であるが，基本は変わっていない

2章 手技のポイント

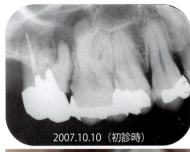
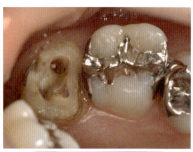

図26 40歳，女性．デンタルエックス線画像では 7| 近心頬側根が未拡大根管だと予測した．しかし，頬側根に根管は1つしかなく，俯瞰的に歯根外形を観察し歯質で覆われていた近心口蓋根の根管口を探り出した．意図的再植などの既往はなかったが，通常の上顎第二大臼歯を頬舌的に180°回転したような根管の配置となっていた

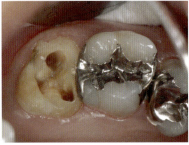
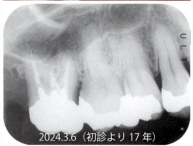

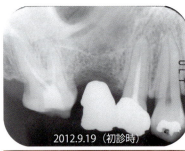
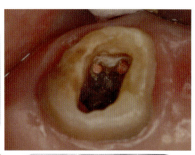

図27 32歳，女性．7| には既に3根管の根管充填がなされていたが，歯根外形は近心口蓋側に張り出しており，アクセスキャビティの形態とバランスが悪いように感じた．髄床底全体を明示するつもりで近心口蓋隅角方向に髄室を拡げていくと近心口蓋根の根管口を発見した．今ならCTを撮影し確認するだろう

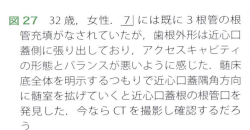
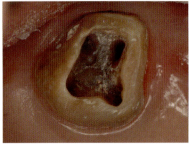
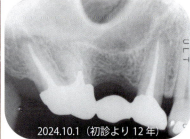

58

4 根尖部のアピカルストップのポイント
〜非感染根管と感染根管の術式の違い

　手技の背景にはその裏付けとなるコンセプトが必要である．まず最も基本となる垂直的な拡大に関するコンセプトと手技について述べてみたい．

　根尖の状態はどれも同じではなく，4つのパターンに大別される（図28）．根管拡大に関して教科書的には「生理学的根尖孔を根管形成の終末点とし，根管最狭窄部にアピカルストップを形成する」とされており[4]，図28-a,b,c においてはそれが理想型であることに異論はない（図29）．しかし，図28- d ではどうだろうか．国家試験的には「感染根管においても根管最狭窄部にアピカルストップを形成する」と回答しなければ不正解であろうが，実際の感染根管では炎症性歯根吸収により根管最狭窄部は既に存

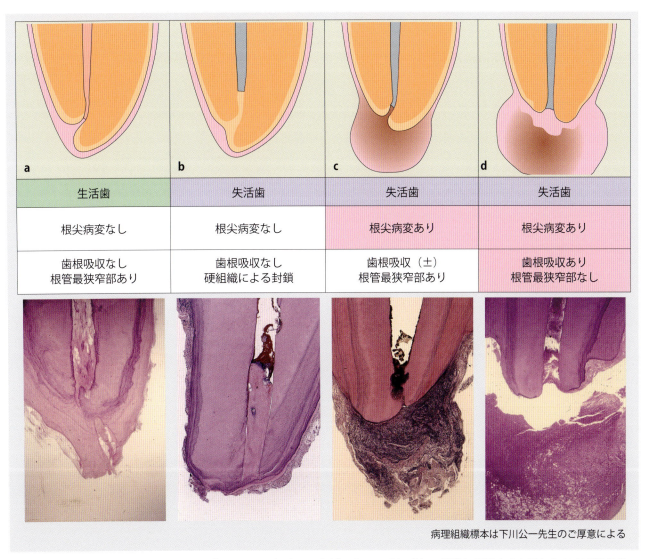

病理組織標本は下川公一先生のご厚意による

図28　根尖部の状態は大きく4つのパターンに分類することができる．それぞれの状態に相当すると思われる病理組織像を示す．根管最狭窄部が存在するa，b，c ではこれを破壊しないことが望ましいといえるだろう

在しないことが多い．このような根管に対し，教科書で推奨されるアンダー拡大，アンダー根充を施せば，起炎因子を取り残したままとなり結果は明らかである（図30）．では，図28-cと図28-dの状態はどのように判別するのか．残念ながらそれは病理組織標本を作製して初めてわかることであり，著しい歯根吸収を認める場合を除いて，デンタルエックス線画像や手指感覚などによって判別することは臨床的に不可能である．根尖部に透過像を有する歯の病理組織標本を調べた研究で実に約80％に歯根吸収を認めたという報告[5]があり，ほとんどの場合で図28-dの状態を呈していることになる．そのため「疑わしきは罰する」と考えた方が失敗する確率を減らせるだろう．

その場合，歯根膜と接する位置まで拡大を行う必要があるためデンタルエックス線画像ではJustとなるが，決して根尖孔を壊しているわけではなく，既に壊れた状態だということを強調しておきたい（図31）．以上のことより，**根尖病変の有無によって垂直的な拡大位置を変える必要性があり，抜髄処置に代表される非感染根管では教科書通**

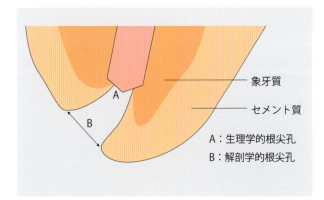

図29　根管最狭窄部にアピカルストップを形成し，緊密な根管充填を行うことが理想的である．筆者が使用している根管長測定器（ルートZX：モリタ）では，メーター値1.5の位置を目安としている

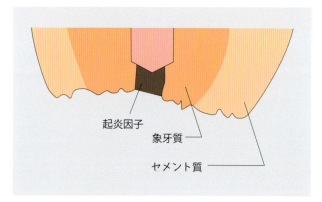

図30　根管最狭窄部が吸収された状態の根管に対しアンダー拡大・根管充填を行えば，起炎因子を大量に取り残すことになる

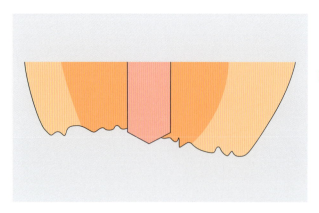

図31　ファイルが歯根膜と接する位置まで拡大し，緊密な根管充填を行う．デンタルエックス線画像ではJustとなるのが理想的である．根尖孔を壊しているわけではなく，壊れているからこそ，このようにせざるを得ないのである

りのアンダー拡大を行い（図32），感染根管では歯根膜と接する位置（電気的根管長測定器でAPEXを示す位置）までしっかりと根管拡大を行う必要があることを理解してほしい（図33）．以上が垂直的拡大の基本であるが，複根管歯では非感染根管と感染根管が混在している場合がある．このため，診断は1歯単位ではなく1根管単位で行い，それに応じた垂直的拡大位置の決定を図る必要がある（図34）．なお，厳密にいえば抜髄根管においても感染している根管はあると思われるが，本書では読者がシンプルに理解しやすいよう，根尖病変がある歯を感染根管，病変が存在しない歯を非感染根管と表記することを予め断っておく．

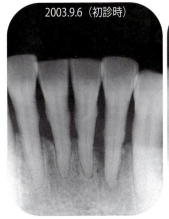
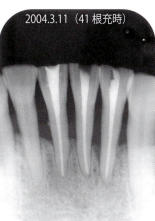
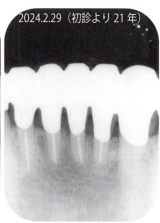

図32-1 50歳，女性．下顎4前歯に抜髄処置を行った．生理学的根尖孔を破壊しないよう細心の注意を払った．処置より20年が経過したが前歯の根尖部歯周組織に異常は認められない

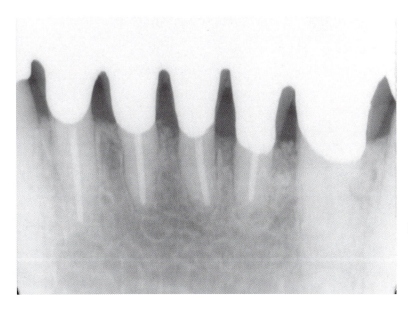

図32-2 初診より21年後の根尖部の拡大像．解剖学的根尖孔より0.5〜1.0mmアンダーの位置にアピカルストップを設定できている．根管が狭窄している高齢者では，よりアンダーの位置でも問題ないだろう

2章 手技のポイント

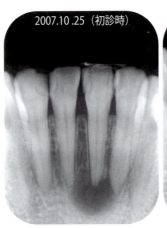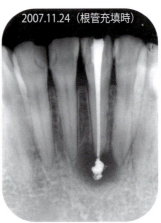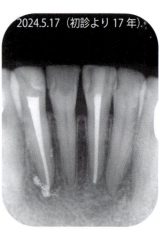

図 33-1　30歳,女性.1̲|に根尖病変を認める.根充時のデンタルエックス線画像でGPは根尖にjustであるが,シーラーが溢出している.底が抜けた筒の状態であるため,多少のシーラーの溢出はやむを得ないと考える.その後,2̲|にも根尖病変を発症し感染根管処置を行っている

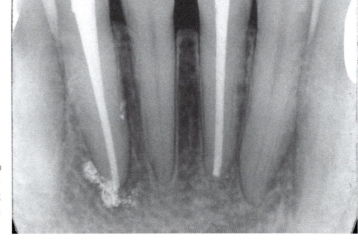

図 33-2　初診より17年後の根尖部の拡大像.1̲|の根尖部にはセメント質が添加され,アンダー根充を行ったように見える.シーラーは吸収され,根尖部歯根膜腔は薄く均等な幅に回復し,正常像そのものである

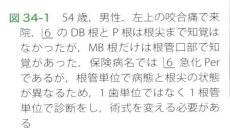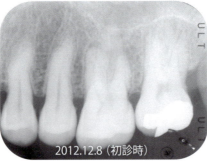
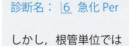

図 34-1　54歳,男性.左上の咬合痛で来院.|6̲ のDB根とP根は根尖まで知覚はなかったが,MB根だけは根管口部で知覚があった.保険病名では|6̲ 急化Perであるが,根管単位で病態と根尖の状態が異なるため,1歯単位ではなく1根管単位で診断をし,術式を変える必要がある

診断名：|6̲ 急化Per

しかし,根管単位では

|6̲ MB根　急化Pul
|6̲ DB根　急化Per
|6̲ P根　急化Per

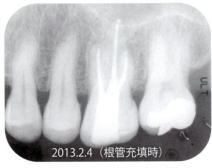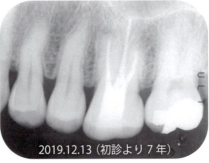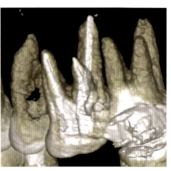

図 34-2　1根管単位の診断に基づきMB根はアンダーに,DB根とP根はフラッシュ根充となるように根管拡大と根管充填を行った.経過は良好である

62

5 根尖病変があるのに穿通できない時のポイント

　根尖部透過像を有する歯においてはAPEXの位置までファイルを穿通させることで治癒の確率が格段に上がるが，現実的にはすべての根管でファイルを通すことができるわけではない．そのような際には，無理にその場でファイルを回転させてしまうとレッジ形成やパーフォレーションに繋がってしまうため，まずは以下のことを実践するとよい．

1．CTの撮影

　根管口が見つからない時と同様に，ファイルが進まないその先に根管が続いているのかを確認することは非常に重要である．根管が閉鎖している場合は誰がやっても通らないのであり，それ以上無理をせず撤退の判断をする貴重な材料になる（図35）．根管があるとなればファイルが進まない要因を考える．

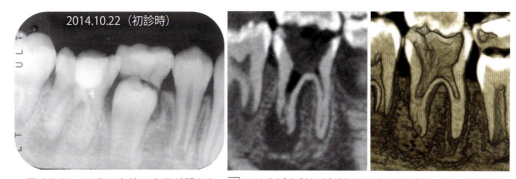

図35-1　10歳　女性．右下が腫れた．6]には生活歯髄切断が行われた形跡があった．近遠心根ともに透過像を認めたが根管の形態は正反対であった．遠心根は根管が大きく，開大した根尖孔であるのに対し，近心根は根中央部で石灰化しており，ファイルを根尖孔まで穿通することができなかった．CT画像によって近心根は穿通できない可能性が高いことを確認できたため，ファイルが通った部位までの拡大にとどめ，遠心根の拡大をしっかり行って経過観察をした

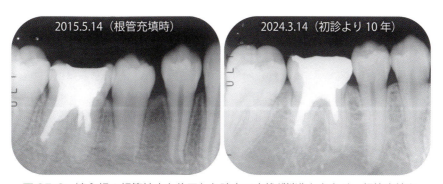

図35-2　遠心根の根管拡大を修了した時点で症状が消失したため，根管充填を行った．近心根の透過像は遠心根の疑似根尖病変だった可能性もある．10年後の現在も症状はなく安定している

2章 手技のポイント

2. アクセスキャビティの見直し

　次にファイルが歯冠部歯質やエンド三角によって方向的な規制を受けていないかをチェックする．繰り返しになるが，ファイルが"C"型のままでは穿通力が著しく低下してしまうため，"J"型にすることで彎曲を追従できるようになる．アクセスキャビティに不備がある場合は，根管口より上部の歯質を修正するだけでファイルが驚くほど進みだすことをよく経験する（図9参照）．

3. ファイル先端にプレカーブの付与

　彎曲根管ではファイルにプレカーブを付与することを忘れてはならない（図36）．特に根尖部での彎曲度が強いケースではプライヤーを用いてファイルの先端にプレカー

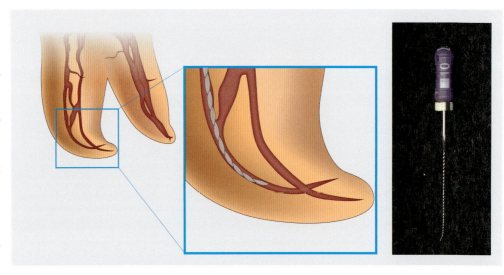

図36-1　デンタルエックス線画像で根管が彎曲していることを確認できれば，ファイルにおおよそのプレカーブを付与する．また，右図のようにファイルの先端にプレカーブを付与しておくと穿通しやすくなる．根管内壁には微細な凹凸があり，先端にプレカーブを付与することで，こぶ状の歯質をファイルが乗り越えて進んでいきやすくなる

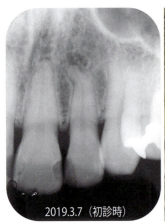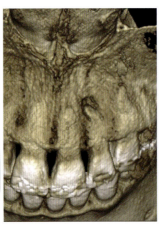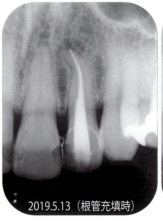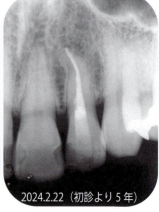

図36-2　42歳，女性．2｜の自発痛を主訴に来院．根管は根尖部で緩やかなS字状に彎曲している

図36-3　根中央部から根尖部に移行する大きな彎曲点に合わせたプレカーブに加えて，S字状の根管を追従していくようファイル先端にもプレカーブを付与して穿通を行った．最終的にはJ型の根管拡大となっている

ブを付与する操作だけでファイルの進み方が違ってくることがある（図37）．また前医によるレッジ形成が疑われる場合にも同様の方法を用いる（図38）．通常のステンレス・スチールファイル（以下SSファイル）の＃6〜10では先端が柔らかすぎて根管に食い込んでいく手指感覚が得られにくいため，筆者はこのような際に穿通に特化したSSファイル（MMファイル K：Micro-Mega社：ヨシダ）を併用している（図39）．症状が取れずにどうしても穿通させなければならない時には，CTで3次元的な方向を確認したうえでエンド用超音波ファイルにプレカーブを付与して穿通させることもある（図40）．

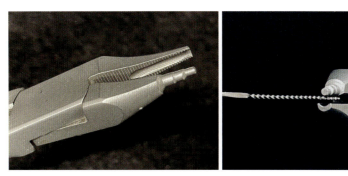

図37　緩やかな彎曲は滅菌ガーゼを介して手指でファイルにプレカーブを付与するが，彎曲が強い場合には矯正用のツイードループフォーミングプライヤー（トミーインターナショナル）を用いている．特にファイルサイズが大きくなると，手指では強い彎曲を付与できないため有用である．プレカーブ付与専用のプライヤーも販売されている

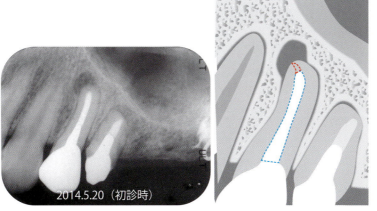

図38-1　36歳，女性．左上の腫脹を主訴に来院．根尖部から0.5mmほどアンダーの部位に立派なアピカルシートが形成されていたが，近心方向に彎曲した未拡大の部分が存在する．彎曲点に当たる部位にアピカルストップを設定されている場合，レッジとなっていることが多い

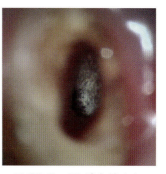

図38-2　GPが充填されていたアピカルストップの位置までは直線的だったためマイクロスコープで視認出来たが，レッジが形成されていた．手指感覚で未拡大部分にファイルを穿通させていった

2章 手技のポイント

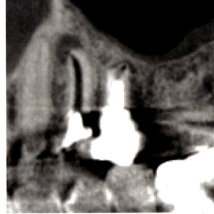
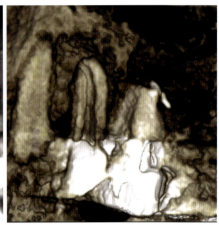

図 38-3 ファイルの先端にプレカーブを付与し，食い込んでいくスポットを何とか見つけることができたが，相当な時間を費やした．ある程度ルートを確保した時点で問題のないことを CT により確認した

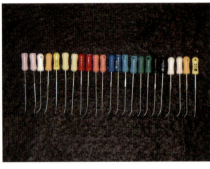
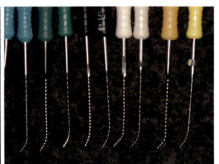

図 38-4 最初に穿通できたファイルには根管の彎曲が再現されていた．その彎曲を最終拡大サイズまでできるだけ忠実に付与することが肝要である

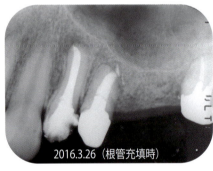
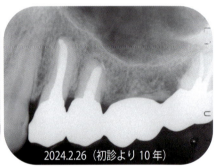

2016.3.26（根管充塡時） 2024.2.26（初診より10年）

図 38-5 症状が消失し，根管充塡を行った．10年後のデンタルエックス線画像では歯根膜腔は薄く均等な幅に回復し，正常像を呈している

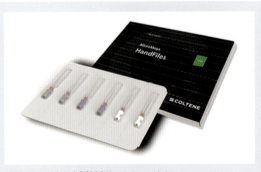

図 39 サイズの小さなファイルでもコシがあり，髄床底などの歯質に先端が当たっても簡単には折れ曲がらない．右図に示したようなシーンで使用している

MM ファイル 滅菌済みKファイル
#6, #8, #10, #15
Micro-Mega 社（ヨシダ）

穿通のためのファイル

- 根管口の探索
- GP の除去
- レッジ部位や穿孔部における本来の根管の探索
- 目詰まりを起こした際の再穿通

※通常の彎曲根管では使用しない

図 40-1 36歳，女性．スクリーニングにより7|に根尖病変を認めた．症状はなく，患者さんとの話し合いで経過観察としていたが，2年後に急発を起こし治療を開始した．原因根を近心頬側根と予測し，先端にプレカーブを付与して何度もトライしたが，本来の根管にファイルが食い込んでいく感覚は得られなかった

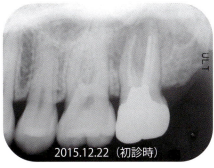
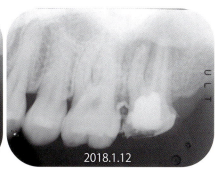

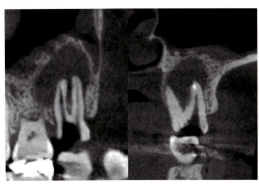

図 40-2 GPを除去後にCTを撮影した．最後方臼歯で歯根長が長く，GPを除去する際にコシの強い手用ファイルを用いたためか，レッジを形成してしまっていた．根尖に残留していたはGPではなくシーラー単体のようだった

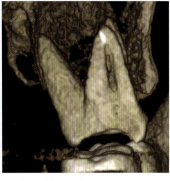
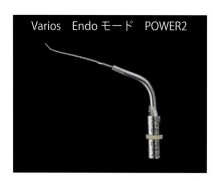

図 40-3 エンド用超音波ファイル（AMファイルK15サテレック）の先端にプレカーブを付与し，CTで方向を確認しながらフェザータッチで本来の根管を探っていった

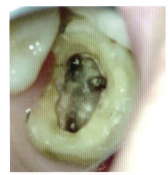
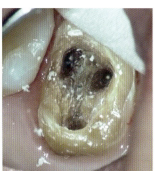
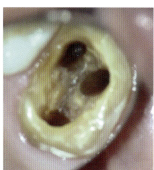

図 40-4 本来のルートを確保することができ，手用ファイルで拡大を行った．最終拡大終了時の髄室内と根管充填時のデンタルエックス線写真を示す

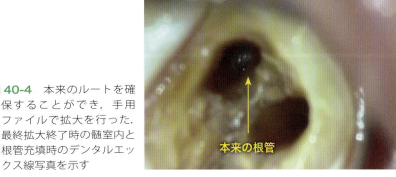
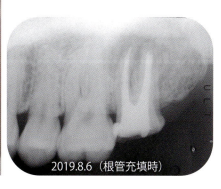

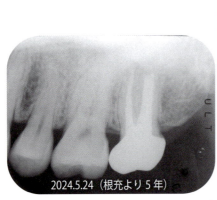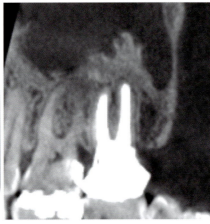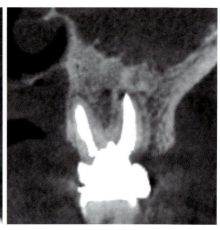

図 40-5 5年後のデンタルエックス線画像では根尖病変は消失している．アレルギー性鼻炎があり，上顎洞内の含気性は失われたままであるが，歯根周囲の歯槽骨は回復している

4．水平的拡大の徹底

　感染根管処置の目的は，機械的および化学的清掃によって「根管内に残存している微生物の量と病原性が根尖部の炎症を維持するには不十分」な状態にすることである[6]．そもそも完全な無菌状態を達成することは不可能と考えられているため，根管が石灰化しているなどの理由によって垂直的に理想的な拡大ができない場合でも，徹底的に水平的拡大を行えば微生物の量を減少させることが可能であり，やってみる価値は十分にある．緊密な根管充填により，細菌を封じ込めることで良好な経過を辿ることもあり，穿孔するリスクを冒すよりもファイルが通るところまでしっかりと水平的拡大を行って，経過を観察するというのも一つの手である（図41）．しかしながら，これは運を天に任せる妥協的な治療であると言わざるを得ない．原則は歯根膜と接する位置まで拡大を行うことであり，その方がより予知性が高い．

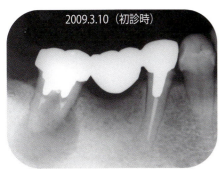

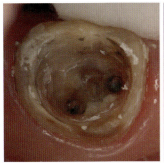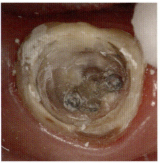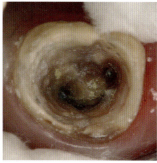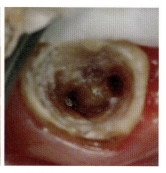

図41-1 42歳，女性．7⏌の自発痛と咬合痛を主訴に来院．根管は中央部で石灰化しており，根尖孔までファイルを穿通できなかった．まん丸な2根管の拡大がなされていたが，樋状根と予測しファイリングを主体として未拡大部分を水平的に拡大していった

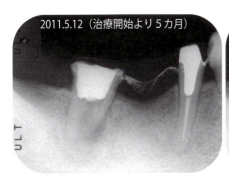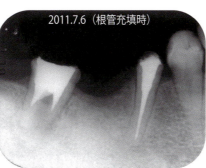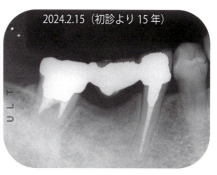

図41-2 症状が消失しデンタルエックス線写真でも透過像の縮小傾向を認めたため，根管充填を行った．垂直的には全く理想的な拡大はできなかったが，経過は良好である．水平的な拡大をしっかりと行ったことにより，起炎因子の量と病原性が減ったのであろう

5．疑似根尖病変

　第1章でふれた疑似根尖病変によってエックス線透過像が存在する場合には，原則的にその根管は無関係である（図42）．隣在歯の生活歯にさえ起こるこの現象が失活歯の同じ歯の根尖閉鎖根に起こっても何ら不思議ではない．

　そのように考えると，**穿通できない根管の隣の根管あるいは隣在歯に根尖病変が存在する場合には，理想的な根管拡大を行えそうな方から治療を先行し，ある程度の経過観察期間を設ける**．問題がないようであれば，穿通できない根管はファイルを通せたところまでしっかりと清掃し根管充填へと進んでよい（図43）．

2章 手技のポイント

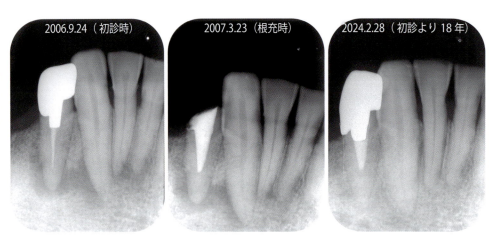

図42 70歳，男性．4 3部にまたがる根尖部透過像を確認できる．3は歯髄電気診でVital(+)であったため，4のみ根管治療を行った．18年後の経過観察時には，4 3ともに透過像は消失している．術前の3の透過像は4の根尖病変がもたらした疑似根尖病変だったと考えられる

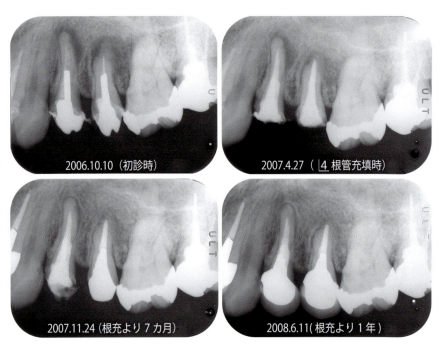

図43 44歳，女性．4 5の感染根管処置を行った．4は根尖部まで穿通できず，5は理想的な位置まで拡大を行うことができた．垂直的には理想的な拡大ができなかった4の根尖病変が消失したのは起炎因子の量が減少し図41と同じ理由であるのか，あるいは図42と同じく隣在歯の影響だったのかは定かではない．しかし，その両方の可能性を考え，無理に穿通しなかったことは正解だったといえる

6 根管洗浄のポイント

　Peters O.A. らの microCT を用いた研究では，K ファイルや Ni-Ti ファイルによって根管拡大を行った場合，ファイルが接触できていたのは全根管壁のわずか 51 ～ 57％であったと報告されている[7,8]．術者のテクニックによって多少の数値の変動はあるかもしれないが，いずれにしても 100％からはかけ離れた数字だろう．起炎因子やバイオフィルム除去の主役は機械的清掃であると考えるが，それだけでは不完全であることが前提となるため，化学的清掃で補完する意義は極めて大きい．

　現在，根管洗浄に用いられる薬剤としては次亜塩素酸ナトリウム（NaOCl）とEDTA の併用が世界的な潮流である[9]．メーカーによって濃度や pH が異なるが，国内で販売されているものはいずれも文献的に効果がある基準をクリアしている[10]（図44）．九州大学歯学府の社会人大学院で前田英史先生（九州大学大学院歯学研究院教授）と友清淳先生（現・北海道大学大学院歯学研究院教授）らのご指導のもとに，根管洗浄の効果について研究する機会を得た．実験結果を基に筆者の根管洗浄に関する考えを呈示したい．

1．NaOCl と EDTA の作用時間と使用順序は？

　NaOCl と EDTA の作用時間に関しては時間依存的にその効果は高くなるが，作用時間が長くなるほど象牙質浸食（エロージョン）を惹起することが知られている[11,12]（図45）．しかし，文献的に適切な作用時間と洗浄液の使用順序に関して結論と言えるべきものは出ていない．これら 2 つの洗浄液の使用順序を入れ替えて，それぞれ洗浄液の作用時間により 30 秒群，60 秒群，120 秒群（n ＝ 5）の 3 群に分けて根管内スミヤー

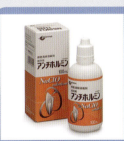

NaOCl（ヒポクロリット）
- 有機質溶解作用
- 殺菌作用
- 少なくとも 2.5％以上のものが推奨されている
- 当院では 3 ～ 6％のものを使用
- 接着阻害因子

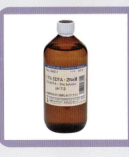

EDTA（キレート剤）
- 無機質溶解作用
- 濃度の違い，pH の違いによって作用上限時間が異なる
- 当院では 17％，pH7.3 のものを使用している

図 44-1　NaOCl と EDTA の特徴

2章 手技のポイント

製品名	製造販売元	濃度
ハイホーゲン	Premier/ 白水貿易	2.5%
クロルシッド J	ウルトラデントジャパン	3%
歯科用アンチホルミン	日本歯科薬品	3～6%
ネオクリーナー「セキネ」	ネオ製薬工業	10%
キャナルクリーナー歯科溶液 10%	ビーブランド・メディコ - デンタル	10%

製品名	製造販売元	濃度	pH
スメアクリーン	日本歯科薬品	3%	9～10
モルホニン歯科用液	昭和薬品化工	14.3%	7.0～7.8
グライド	デンツプライシロナ	15%	2.75～3.75
RC ブレップ	Premier/ 白水貿易	15%	
ファイルケア EDTA	Zipperer/ 茂久田商会	15%	2.7～3.2
17%EDTA リキッド	ベントロンジャパン	17%	7.3
17%EDTA クリーナー	ビーエスエーサクライ	17%	7.3
ウルトラデント EDTA18%	ウルトラデントジャパン	18%	非公開
ファイリーズ	ウルトラデントジャパン	19%	非公開

図 44-2 国内で販売されている主なメーカーの NaOCl と EDTA の濃度（前田ら，2018[10] をもとに作成）

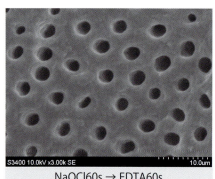 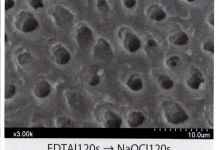

NaOCl60s → EDTA60s　　EDTAl120s → NaOCl120s

図 45 60 秒群では理想的に象牙細管が開口した状態となっているのに対し，120 秒群では管間基質にエロージョンが認められる

の除去効果を電子顕微鏡で観察した．洗浄効果は 30 秒群ではスミヤー層の除去効果が低く，60 秒群と 120 秒群の間に有意差はなかった．同じ洗浄効果であるなら作用時間は短ければ短い方が臨床的であること，また時間が長くなるほどエロージョンのリスクが高まるため，それぞれの**作用時間は 60 秒が最適である**と考える．また，**洗浄液の順序による洗浄効果の影響はなかったが**，EDTA を先行した群で管間基質のエロージョンが著明となる傾向があったため，筆者は NaOCl → EDTA の順で洗浄を行っている[13]．

2. シリンジ洗浄法だけで充分か？

シリンジによる根管洗浄は簡便で，なおかつある程度の効果があるため最も多くの臨床家に用いられている根管洗浄法であろう．しかし，**シリンジのみの洗浄では Vapor Lock などの影響により根尖部の十分な洗浄効果は得られない**ことが通説である[14～17]（図 46）．

最も洗浄したい部位である根尖部の洗浄効果を高めるために，さまざまな洗浄法が提唱されている．広く臨床家の間で取り入れられている洗浄法は受動的超音波洗浄

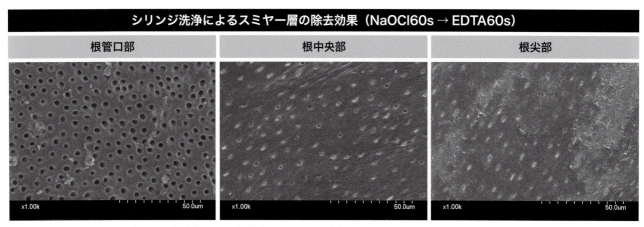

図46 シリンジ洗浄だけでは根尖部1/3の根管内スミヤーを除去できない．象牙細管の開口状態を見れば一目瞭然である

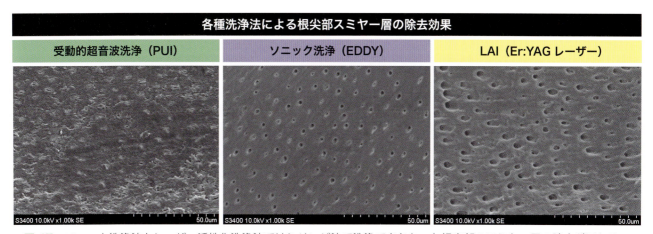

図47 ソニック洗浄法とレーザー活性化洗浄法ではシリンジ法で洗浄できなかった根尖部のスミヤー層の除去が図れることがわかった（いずれもNaOCl60s → EDTA60s）

（passive ultrasonic irrigation；PUI）であろう．アコースティックストリーミングとキャビテーション効果による洗浄液の撹拌・循環だけでなく，殺菌作用も期待できるとの報告が多くある[18,19]．ただし，この効果が及ぶのは洗浄用金属チップの先端からおよそ1〜2mmの範囲であり，チップと根管壁が接触すると先端はほとんど振動せず，本来の効果を期待できなくなる．しかし，臨床的には彎曲根管や大臼歯の近心根などで根管壁に触れずに根尖付近まで挿入することはほぼ不可能であり，金属チップの破折や予期せぬ根管壁の削合などのリスクを伴う[20,21]．PUIの他には，ソニック洗浄とEr:YAGレーザーを用いたレーザー活性化洗浄（laser activated irrigation：LAI）などの研究と実用化が進んでいる．それらについて洗浄効果を観察したところ，シリンジで洗浄できない根尖部においても驚くほど高い効果を認めた（図47）．ソニック洗浄にはエアスケーラー（エアスケーラー Ti-Max S970：ナカニシ）にエアー・ソニック根管洗浄チップ（EDDY：VDW）を装着して使用している．EDDYはポリアミド製のチップのため彎曲根管にも対応でき，根管壁を傷つけることなく高い洗浄効果が得られる．タービンのジョイントに差すだけなので，非常に使い勝手が良いのも魅力である[22〜24]（図48）．海外で定評のあったEndoActivator（Dentsply Sirona）がようやく国内で販売されるようになったが，これも同様の効果があると考えられる．

2章 手技のポイント

作用時間が同じであれば EDDY は超音波洗浄よりも洗浄効果が高い．
G.Plotino,et al. Efficacy of sonic and ultrasonic irrigation devices in the removal of debris from canal irregularities in artificial root canals.
：J Appl Oral Sci.2019;27:e20180045.

LAI と EDDY は，通常アクセスが困難な領域である根尖部と象牙細管でシリンジ洗浄や PUI よりもバイオフィルム除去効果が有意に高かった．
P. Bao,et.al.et al. In vitro efficacy of Er:YAG laser-activated irrigation versus passive ultrasonic irrigation and sonic-powered irrigation for treating multispecies biofilms in artificial grooves and dentinal tubules. ：BMC Oral Health. 2024 Feb 22;24(1):261.

イスムス構造をもつ人工根管からバイオフィルムを模倣したハイドロゲルを除去する実験で，LAI と EDDY はシリンジ洗浄や超音波洗浄と比較して優れた性能を示した．特に LAI は根管全体にわたって最良の効果を発揮した．
D.Donnermeyer,et.al Comparative Analysis of Irrigation Techniques for Cleaning Efficiency in Isthmus Structures：J Endod. 2024 May;50(5):644-650.

図 48-1　ソニック洗浄法とレーザー活性化洗浄法（LAI）の有効性を示す各論文

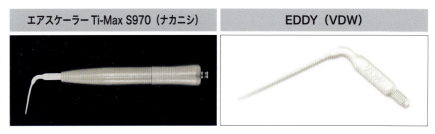

図 48-2　筆者が日常の根管治療でルーティーンに行っているソニック洗浄に用いる器具．シリンジ洗浄を増強し，簡便かつ効果的に洗浄を行うことができる

　また，Er:YAG レーザーを用いた従来の LAI の術式では根尖方向への圧力のコントロールが難しく，根尖孔外への薬液や削片の押し出し，細いガラスチップの破折のリスクなどが問題であった．しかし，根管口付近にチップを設置して低出力でレーザーを照射する PIPS（photon induced photoacoustic streaming）に準拠する術式を用いることにより，それらの懸念はほぼ払しょくされつつある．しかも，根管ごとの洗浄を行わずに 1 つの操作ですべての根管が洗浄できるため効率的であり，かつ非常に効果的な方法である[25〜29]（図 49）．国内では Er:YAG レーザーを根管洗浄に使用することは適応外使用であり，歯科医師の責任で行うこととなるが，PIPS の有効性に関しては世界中の多くの文献で認められている．

| アーウィン アドベール EVO（モリタ） | R400F チップ |

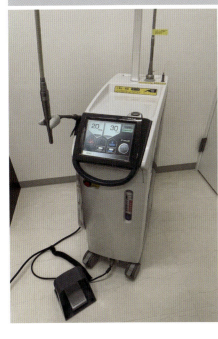
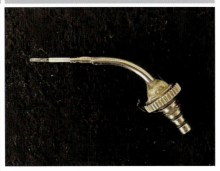

図 49-1　難症例の根管洗浄に用いているEr:YAGレーザー（アーウィン アドベール EVO：モリタ）．抜群の洗浄効果を認める．後継機種であるアドベール SH も使用してみたが，より高い洗浄効果を実感できた

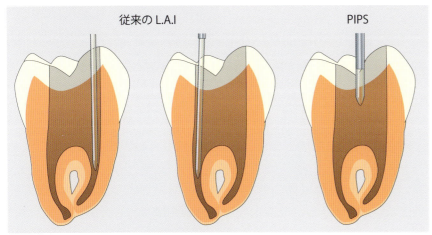

図 49-2　従来の L.A.I と PIPS の違い．従来の L.A.I ではチップを各根管の深い位置まで挿入する術式であったが，根尖孔外への圧力のコントロールが難しく，洗浄液を根尖孔外に逸出させるリスクもあった．PIPS では根管口部にチップを位置づけることで全根管に洗浄液が還流し，効率的かつ安全に根管洗浄が行えるような術式となっている

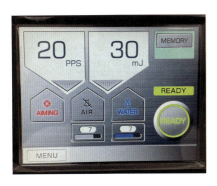

図 49-3　根管内を洗浄する際には機器内の WATER を ON にして根管口部にチップを挿入し，上記の出力設定で洗浄を行っている．洗浄液を満たして照射する場合は WATER を OFF にするが，洗浄液が飛散するため，絶えずアシスタントがシリンジで補充しながら行う

2章 手技のポイント

PIPS は超音波活性化洗浄と比較して根管内の流体に高い速度の流れを誘導し，このことが主根管内の消毒とバイオフィルムの剥離を生じさせ，臨床的に有効である可能性を示唆している．また，PIPS による流体の動きはチップの先端から離れた場所でより顕著である．
Jon D Koch,et.al. Irrigant flow during photon-induced photoacoustic streaming (PIPS) using Particle Image Velocimetry (PIV)：Clin Oral Investig. 2016 Mar;20(2):381-386.

PIPS はイスムスを含む下顎大臼歯近心根において PUI よりも優れた性能を発揮する．
Q Yang,et.al Micro-CT study on the removal of accumulated hard-tissue debris from the root canal system of mandibular molars when using a novel laser-activated irrigation approach：Int Endod J. 2020 Apr;53(4):529-538.

Er:YAG レーザーを根管内に照射することで，キャビテーションにより根管内のバイオフィルム除去が可能である．
M.Saito1.et alEr:YAG laser-induced cavitation can activate irrigation for the removal of intraradicular biofilm：Nature portofolio Scientific Reports. 2022. 12:4897.

根管からの微生物，象牙質破片，およびスミヤー層の除去において，LAI が UAI よりも優れた有効性を有する．
V Badami.et al. Efficacy of Laser-Activated Irrigation Versus Ultrasonic-Activated Irrigation: A Systematic Review：Cureus. 2023 Mar 19;15(3)

LAI 法による根尖孔からの洗浄剤の押し出し量は NSI 法と比較して統計的に有意に低く，なかでも PIPS は最小量を示し従来の洗浄法と比較してより安全な根管洗浄法といえる．
J Vidas.et al. Comparison of apical irrigant solution extrusion among conventional and laser-activated endodontic irrigation：Lasers Med Sci. 2020 Feb;35(1):205-211.

図 49-4　レーザー活性化洗浄法（LAI）および PIPS の有効性を示す各論文

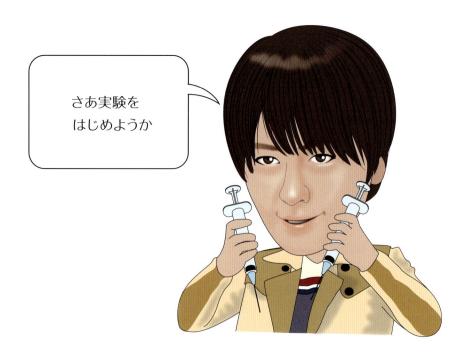

7 根管充填のポイント

一連の手技の総決算が根管充填であるが，**根充の術式よりもむしろ重要なことは根充に進んでよいかどうかの判断**である．細菌という見えない敵を相手にしている限り，自分では完璧に清掃が行えたと思っても，できていないのが歯内療法の難しいところである．この条件をクリアできたら根管充填に移行するという自分なりの基準を決めておいた方が良い．筆者の根管充填に移行する臨床基準を示す（図50）．しかし，この点だけは根管貼薬の種類や根管内を乾燥状態で拡大を行うのかなど，術式によってさまざまな条件が違うため，失敗を繰り返しながら自分でアレンジしていくしかないだろう．

根管充填の術式に関してはバイオセラミックス系シーラーの登場によって，現在のところシングルポイント法が主流となりつつある．これまでのシーラーや温度変化に応じて流動性を有するガッタパーチャは，硬化時に収縮する傾向があったため死腔やマイクロリーケージに関して不安があった．バイオセラミックス系シーラーは硬化時に膨張するため，それらの不安が解消されただけでなく，シーラーそのものの強度も期待できる．各メーカーから出ているバイオヤラミックス系シーラーはどれも流動性に優れ，付属のチップを用いて根尖部までシーラーを満たすことができるため，術式はいたってシンプルである（図51）．バイオセラミックス系シーラーを使用する場合には，硬化後のシーラーにある程度の厚みが必要とされている．側方加圧充填法でこれでもかとアクセサリーポイントを挿入されてきた先生にとっては不安に感じるかもしれないが，シーラーの強度を確保するためにはシングルポイント法が望ましい．ちなみに筆者は25年間シングルポイント法一筋であるが，長年愛用しているレジン系シーラー（AH26：Dentsply）に加えて，最近ではバイオセラミックス系シーラーも使用している（図52）．また，ゴールドスタンダードである側方加圧充填法や垂直加圧充填法でも，緊密な根充によって良い結果が得られている症例報告を多く目にするため，これらを否定する気は毛頭ない．自身が行った症例の経過観察を通じて，臨床的にストレスがなく長期的に良い結果が得られる術式を検証していくことが重要である．

図50 根管充填の術式にはいろいろな方法が提唱されているが，根管内を緊密に封鎖できるのであれば，どの方法でもよい．術式の違いよりも，むしろ根管充填に移行する際の明確な基準を持っておくことの方が重要である

- 十分な根管拡大，清掃が行えている
- ファイルに付着した削片が白く乾いている
- 自発的，打診痛，咬合痛，根尖部圧痛がない
- 根管からの排膿や滲出液がない
- サイナストラクトが消失している
- 綿栓の腐敗臭がない

2章 手技のポイント

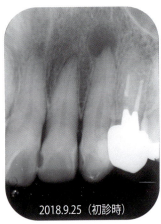

図 51-1 　67歳，女性．⎿3 の自発痛を主訴に来院．根尖病変を認める

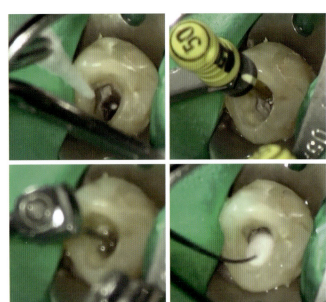

図 51-2 　筆者は貼薬にFC綿栓を用いており，根充予定回に根管から外した綿栓に腐敗臭がないことが当日根充を行う条件である．電気的根管長測定器を用いてファイル試適を行い，最終拡大号数のHファイルが目標とする位置まで抵抗なく挿入できることを確認する．根管洗浄後に綿栓で根管壁を拭きあげる[30)]

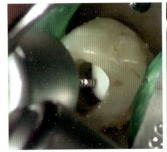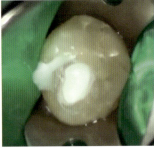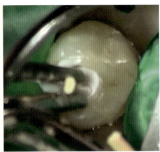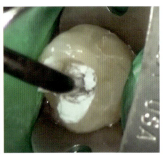

図 51-3 　レンツロを用いて根管内をシーラーで満たす．GPをゆっくりと挿入し所定の位置まで確実に到達させる．プラガーでGPを焼き切り，根尖方向にしっかりと加圧し仮封を行う

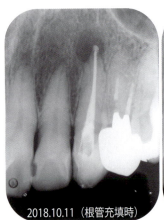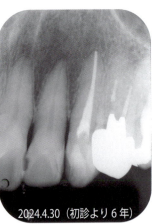

図 51-4 　根管充填時，若干シーラーが逸出している．6年後の現在では，シーラーは吸収され歯根膜腔は薄く均等な幅に回復している

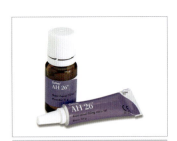

AH26（Dentsply Sirona）

※現在国内未発売

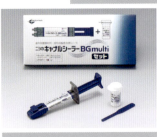

キャナルシーラーBG（日本歯科薬品）

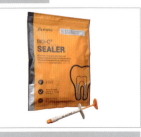

Bio-C シーラー（Angelus：ヨシダ）

図 52 　筆者が使用しているシーラー．長年AH26によるシングルポイント根充を行っているが，近年では国内で販売されているバイオセラミックス系シーラーも使用している

なお，確認のために根充後に撮影したデンタルエックス線画像は必ず術前と比較する形で患者さんに説明をする必要がある．根充像を見てもらえば，こちらが多くを語らずとも情熱を注いで治療に当たったことを理解してくれるはずである．

8 破折ファイル除去のポイント

ファイルを根尖部まで穿通させる際の障害となる代表的なものに破折ファイルがある．破折ファイルそのものに抗原性はないため，根管内に残留したファイルがあるからといって全ての症例でこれを除去する必要はなく，まずは**破折ファイルを除去する必要があるのかという診断**を行う（図 53）．破折ファイルの除去には少なからず根管壁の削合を伴うため，除去した場合としなかった場合のメリットを整理し，どちらが歯の長期保存に有利であるかを考え判断すればよい．しかし，症状がある場合にはそうは言っておれず，破折ファイルより根尖側に起炎因子が残留しているのなら，除去を試みるしかない．ファイル除去が必要となれば次に難易度の判定を行う．破折ファイルの位置とサイズによって難易度が異なるため，**自身のテクニックの範疇で除去できるのかを判断**しなければならない．盲目的な操作はパーフォレーションやファイルをより根尖側に押し込む原因となり，問題をさらに複雑化させてしまうことに繋がるため，破折ファイルの除去を試みる際にはマイクロスコープあるいは拡大鏡の使用が必須である．筆者の判断基準は**拡大視野下で破折ファイルを視認できるか否か**である（図 54）．大抵の場合，エンド三角の除去が不十分でファイルにストレスがかかった結果，ファイルを破折させてしまっているケースが多いため，エンド三角を除去しストレートラインアクセスを確保した後に最終判断をするようにしている（図 55）．

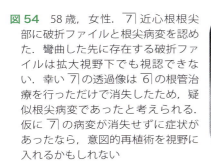

図 53　24 歳，女性．抜髄処置を行い，頬側根にファイルを破折させてしまったのは誰あろう筆者である．当時，根尖部の破折ファイルを除去できる自信もなかったため，患者さんに折れたことを説明し経過観察とした．幸いなことに 17 年後も問題を起こしていないが，ファイルそのものが抗原とはならないことを示している．根尖病変を認めないこのような状況の破折ファイルであれば無理に除去する必要はない

図 54　58 歳，女性．7⏌近心根根尖部に破折ファイルと根尖病変を認めた．彎曲した先に存在する破折ファイルは拡大視野下でも視認できない．幸い 7⏌の透過像は 6⏌の根管治療を行っただけで消失したため，疑似根尖病変であったと考えられる．仮に 7⏌の病変が消失せずに症状があったなら，意図的再植術を視野に入れるかもしれない

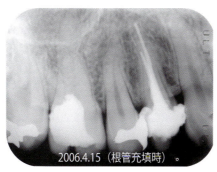
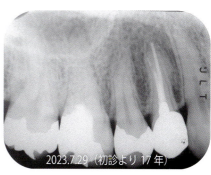
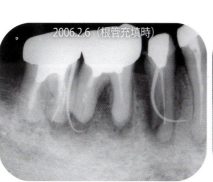
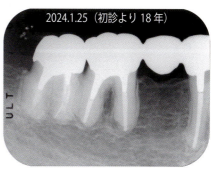

2章 手技のポイント

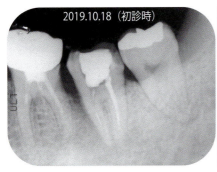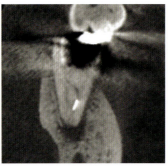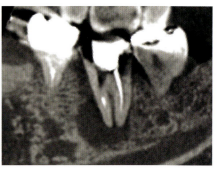

図55-1 　53歳，男性．左下の奥歯が腫れた．近心に骨縁下欠損を認めることから歯根破折を疑ったが，根管内にクラックは認められなかった．CTで7近心頬側根中央部にエンド三角の除去が不十分であるために破折したと推測されるファイルを認めた．根管口のフレア形成を適切に行えばマイクロスコープ下で視認できる可能性があると考えた

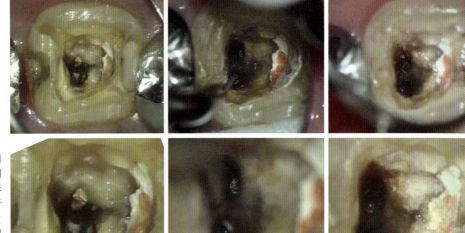

図55-2 　近心根の根管口部を覆っている歯質を削合し，根管口のフレア形成を行ったところ，破折ファイルを視認できるようになった．エンド用超音波ファイルを破折ファイル周囲に滑り込ませてこれを除去した

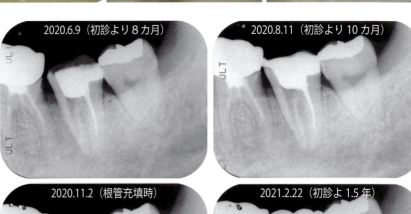

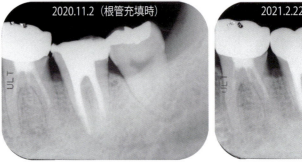

図55-3 　破折ファイルが根尖側に移動し焦った局面もあったが，何とか除去することができた．根管充填時には骨縁下欠損も改善されている．転勤されたため経過が短く真の評価はできないが，この時点までは良好な経過を辿っている

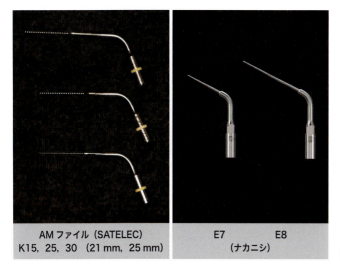

図56 破折ファイル除去に用いるエンド用超音波チップ

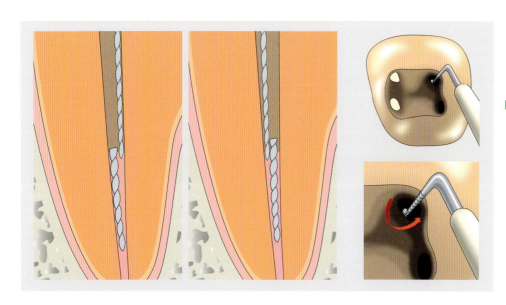

図57 破折ファイルと歯質の間隙にエンド用超音波ファイルを滑り込ませる．頬舌側や近遠心のどこかに必ず食い込む箇所がある．そこから全周に間隙を拡げながら徐々にチップを根尖側へ滑り込ませていく．破折ファイルが揺れ出したら，エンド用超音波ファイルで振動を与えながら反時計回りの回転力を加える

　破折ファイルの除去にはエンド用超音波チップを用いる（図56）．破折ファイルと歯質の間隙がない場合でも，先端径の細いチップで全周を探れば大抵の場合どこかに入っていく起点が見つかるはずである．そこから超音波チップを破折ファイルに沿って根尖方向に滑り込ませていく操作を行い，間隙ができれば逆サイドに同様の操作を行う（図57）．これを繰り返し，破折ファイルの全周に間隙ができたら根尖方向に超音波チップを滑り込ませる深度を徐々に深くしていき破折ファイルに反時計回りの回転力がかかるようにチップを接触させる．

　一連の操作は抜歯の際のヘーベルの使い方に似ており，そのイメージを持てばわかり易いのではないだろうか．破折ファイルが動き出したら除去できる可能性が高くなっているが，かなり揺れる状態でも1点でロックされて浮かび上がってこないことが多い．揺さぶる操作も重要であるが，完全に浮かび上がってくるまで前述の操作を繰り返

2章 手技のポイント

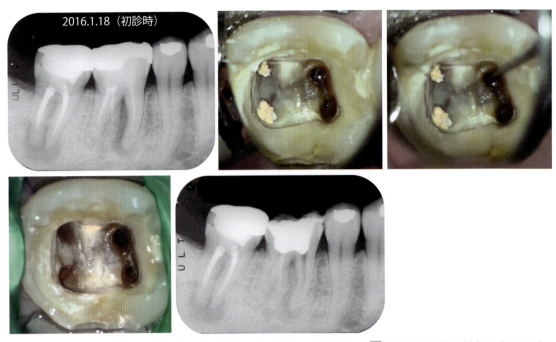

図 58-1　34歳，女性．下顎右側の奥歯が腫れた（他院からの紹介）．6｜近心根には根分岐部にまで及ぶ根尖病変を認め，根中央部に破折ファイルが存在している．このケースもエンド三角の除去が不十分である．近心舌側根の根管口フレア形成を行って，ファイルを視認できるようにした．図57に述べた方法で破折ファイルの除去を行った

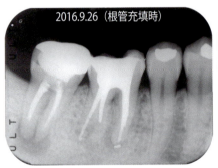 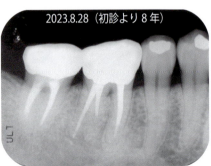

図 58-2　歯頸部象牙質（pericevical dentin：PCD）を削合しているが，必要最小限の量に留め歯質は菲薄となっていない．メタルコアを装着しているが，ポストを形成せずにルートトランクを維持に利用する設計とすることで，歯根破折の予防の対策をとっている．7 6｜とともに根尖病変は消失している

した方が時間と労力の無駄を省ける（図58）．根尖部に破折ファイルが存在するケースは難易度が高い．彎曲した根管の先にファイルが存在し，マイクロスコープでも視認できない場合には無理にアプローチせず，ファイルが穿通できるところまで拡大・洗浄を行って経過観察とし，症状が取れない際には外科的対応を視野に入れることもある．また，根管内に排膿を認める場合には既にファイルが緩んでおり，容易に除去できることもあるが，このことは逆に根尖孔外に押し出しやすいとも言えるため，細心の注意を払って除去を行う必要がある（図59）．

近年，歯科を取り巻く訴訟社会への備えとして，破折ファイルを発見した時点で除去の必要性の有無に関わらず，患者さんに説明をしておいた方が良いそうである．その際には前医の批判に繋がらないような説明に努める．

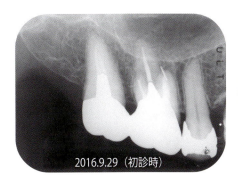 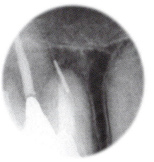

図59-1　42歳，女性．右上の腫脹を主訴に来院．6｜の近心根根尖部に透過像と破折ファイルを認めた．ファイルは半分根尖孔から突出した状態であり，下手をすればファイルを根尖孔外に押し出しかねない

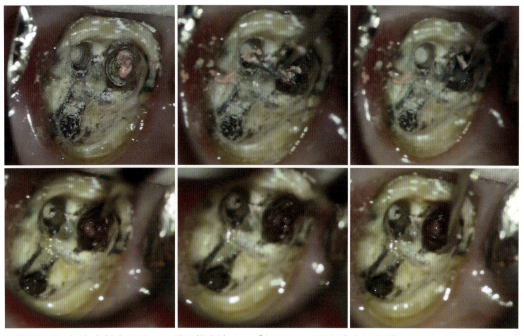

図59-2　根中央部まではエンド用超音波チップを用いてGPを除去したが，そこからOKマイクロエキスカやGPリムーバースピアーなどの手用器具を用いて慎重に除去を行っていった．根尖部近くまで到達したところで排膿を認めた．マイクロスコープ下で破折ファイルを根尖側に押し込まないよう，OKマイクロエキスカに引っかけて，かきだすように除去を行った

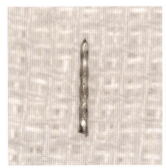 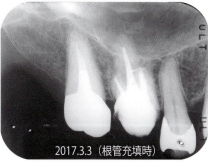

図59-3　除去した破折ファイル．ネズミを捕まえた猫が飼い主にドヤ顔で見せつけるように筆者も患者さんに見せつけた

図59-4　サイナストラクトが消失し，根管充填を行った．8年後の現在，根尖部歯周組織は正常像を呈している

9 パーフォレーションリペアのポイント

　パーフォレーションリペアも部位によって難易度が異なるため，患者さんへの説明の仕方が多少違ってくる[31]（図60）．部位に関わらず共通する概念として**パーフォレーションを人工根管と捉え，本来の根管と併せて綺麗な状態にして封鎖する**ことがあげられる．陳旧性のパーフォレーション部は感染している場合が多く，その部位を拡大する必要があり，垂直的な拡大位置は感染根管に準じてAPEXまでとする．なお，自分が起こした新鮮なパーフォレーションであれば拡大の必要はなく，止血後に即刻封鎖をすればよい．

　歯冠側から根管口直下までのパーフォレーションリペアでは穿孔部から根管内へ侵入してくる肉芽の処理をし，本来の根管を見つけることができれば通常の感染根管治療であり，難易度はそれほど高くない（図61）．

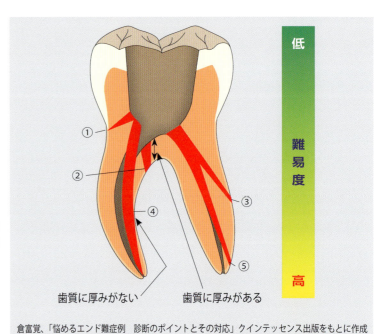

図60　パーフォレーションの部位により，処置の難易度と予後の見通しが違ってくる．根尖部に近いほど本来の根管と穿孔部の拡大が難しい
　①髄室
　②根管口直下（髄床底を含む）
　③歯根中央部
　④ストリップパーフォレーション
　⑤根尖部

倉富覚，「悩めるエンド難症例　診断のポイントとその対応」クインテッセンス出版をもとに作成

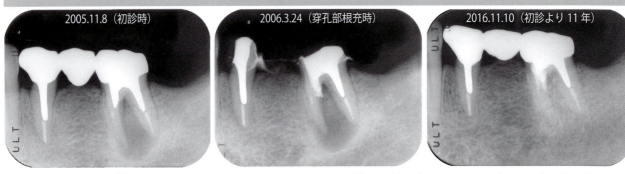

図61　47歳，女性．「⁷」根分岐部から根尖部に及ぶ透過像を認めた．近心根分岐部直下にはメタルポスト形成に伴うパーフォレーションがあるようだった．近心根は前医が行った拡大位置で根管は閉鎖していたため，穿孔部を拡大しスーパーボンドで封鎖を行った．11年後，根分岐部の透過像は改善している．透過像の原因は穿孔部であり，本来の根管は無関係だったようだ

③歯根中央部のパーフォレーション

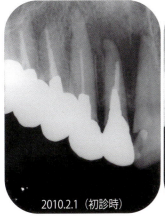
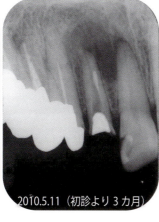
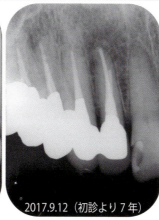

2010.2.1（初診時）　2010.5.11（初診より3カ月）　2017.9.12（初診より7年）

図62 61歳，女性．2̲|はGPが本来の根管から逸れていて透過像もその部位に一致しており，典型的なパーフォレーション像を呈していた．1̲|根尖部の透過像は疑似根尖病変であると予想した．メタルポスト先端部から続くGPを除去せずに，そこから大きく軌道修正を図って本来の根管を見つけ出した．本来の根管の未処置部分を拡大できたら，あとは穿孔部を人工根管と捉えて再拡大するだけである．同時に2根管の根管充填を行った．7年後は正常像に回復している

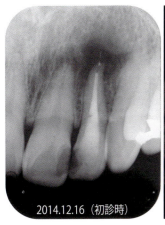
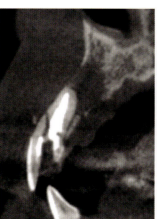
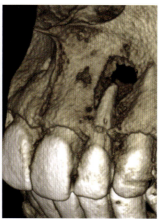

2014.12.16（初診時）

図63-1 44歳，女性．左上前歯の腫脹を主訴に来院．デンタルエックス線画像では|2̲の根尖部に著明な透過像を認めたため，CT撮影を行った．根尖部の骨吸収像は凄まじいが，頰側根中央部にデンタルエックス線画像では気づかなかったパーフォレーションが存在していた

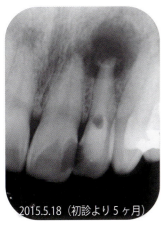
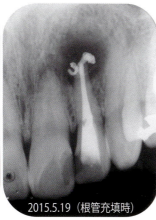
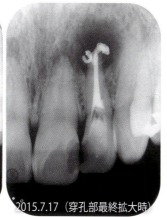

2015.5.18（初診より5ヶ月）　2015.5.19（根管充填時）　2015.7.17（穿孔部最終拡大時）

図63-2 穿孔部から根管内に増殖した軟組織は，水酸化カルシウム製剤を2〜3日おきに貼薬することにより一旦吸収された．その状態で本来の根管の拡大を先行し，根管充填まで行った．後日，改めて穿孔部を拡大した

穿孔部の封鎖には主にMTAセメントを用いているが，髄床底の穿孔などの場合には穿孔部の歯質に厚みがあることが多く，セメントスペースが十分にあるため安定を得られやすい．ケースによってはGPとシーラーを用いた方が封鎖を行いやすい場合もある（**図62**）．**本来の根管と穿孔部の封鎖に用いる材料が異なる場合は日を分けて行った方**

2章 手技のポイント

図 63-3 根管充填時のCT像．症状は消失しているが，根尖部の骨梁は回復していない．底が抜けた筒のような状態であるためシーラーが逸出しているが，緊密な根管充填はできている

2015.5.19（根管充填時）

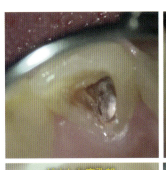
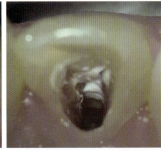
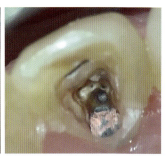

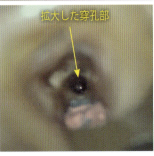
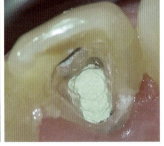

図 63-4 水酸化カルシウム製剤により根管内に侵入する肉芽組織をひとまず止めておき，本来の根管の拡大・根充を行った．後日，根管口付近まで根充材を除去し，改めて穿孔部を拡大してMTAによる封鎖を行った

拡大した穿孔部

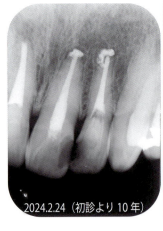
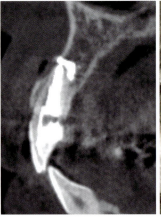
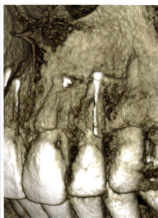

図 63-5 4前歯すべてが失活していたため，感染根管治療を行っている．|2 の根尖孔外に逸出したシーラーは完全に吸収されてはいないが，根尖部歯周組織の著しい改善を認める

2024.2.24（初診より10年）

が操作をしやすい（図63）．将来的に外科的対応をしなければならない可能性があるケースに限り，どちらもMTAで封鎖することがある．MTAセメントの特性と筆者が使用している関連器具を示す（図64）．

86

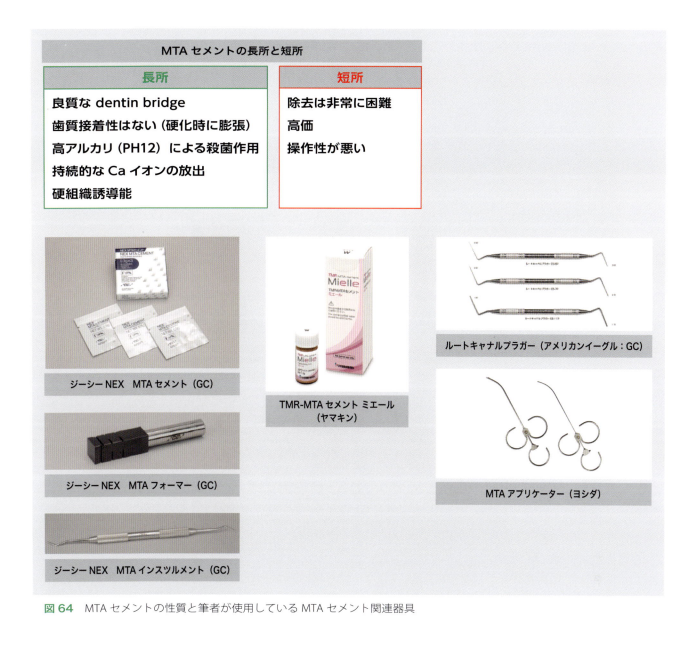

図64 MTAセメントの性質と筆者が使用しているMTAセメント関連器具

　難症例となるのは根中央部から根尖側にかけてのパーフォレーションである．ストリップパーフォレーションの場合には，穿孔部にファイルが触れると電気的根管長測定器が正確な値を示さないため，これを交わしながらファイルを根尖方向に進めなければならない．しかし，ブラインド環境下でのその作業は決して容易ではなく，正確かつ効率的な操作を行うためにはマイクロスコープとエンド用超音波チップが必須となる．ストリップパーフォレーションの根管充填にはバイオセラミックス系シーラーを通法で使用し，穿孔部位はシーラーによる封鎖を期待することになる（図65）．

　根尖部のパーフォレーションはファイルが穿孔部に流されていくため，本来の根管を探し出してこれを拡大し，穿孔部とともに緊密な封鎖を行うことは極めて困難である．治療介入する前に，やれるだけのことをやって症状が改善しない時は外科的歯内療法に移行する可能性があることを，予め患者さんに説明をしておいた方が良い（図66）．

④ストリップパーフォレーション

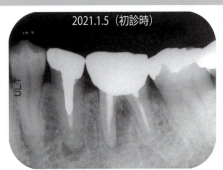

図 65-1 　44歳，女性．⌊6̄の咬合痛を主訴に来院．近心根根尖部から根分岐部にまたがる透過像を認めた．近心根は根中央部で分岐部側の歯質が薄く，GPを除去していくと近心舌側根にストリップパーフォレーションを認めた．隅角方向に根管口を拡げて，ファイルが穿孔部に接触しないような状況を作り，根尖方向へと拡大を進めた

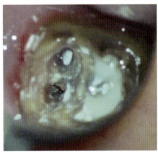
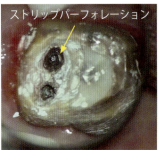

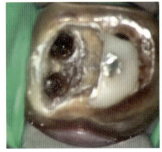
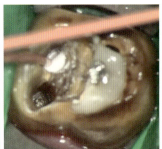
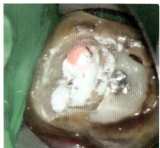

図 65-2 　ストリップパーフォレーションの場合は穿孔部だけをMTAで充填することは不可能であるため，バイオセラミックス系シーラーとGPを用いて充填を行った．穿孔部はシーラーで充填されることになる．根管を穿孔部ごとMTAで充填することも考えられるが，再根管治療の可能性を考え，外科的歯内療法を前提とした場合に限定している

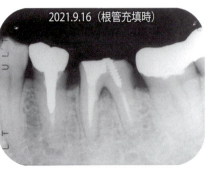
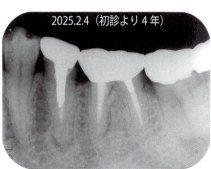

図 65-3 　近心根の穿孔部はバイオセラミックス系シーラーで封鎖されている．⌊6̄近心根根尖部に歯根膜の肥厚像を認めるが，根分岐部の透過像は改善されている．⌊5̄は症状がないため，患者さんの希望により経過観察としている

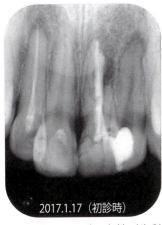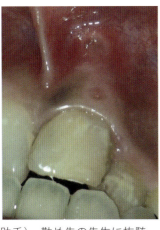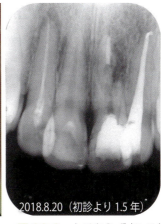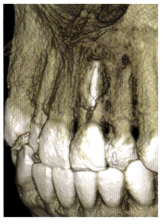

図 66-1　24歳，女性（歯科助手）．勤め先の先生に抜髄してもらった |1 が腫れた．インプラント治療を希望して来院．|1 の唇側にサイナストラクトを認め，そこからアクセサリーポイントが出てきた．デンタルエックス線画像は根尖部で明らかに穿孔していると予想できる像だった．|2 は治療途中で中断しているとのこと

図 66-2　とりあえず |2 の根管治療を終わらせて |1 の根管治療を開始した．CT画像では |1 根尖部のパーフォレーションによる歯質の実質欠損が著しい．根管内に侵入した肉芽組織は水酸化カルシウム製剤を何度貼薬しても処理しきれない量であり，根管内からのアプローチはこれ以上無理であると判断した

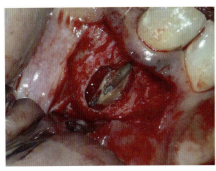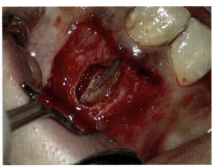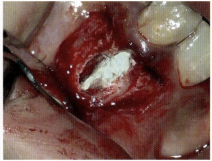

図 66-3　全層弁を展開し，むき出しになっていた根管をエンド用超音波ファイルで清掃した後に，実質欠損部を含めてMTAセメントを用いて充填を行った

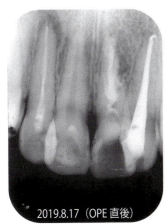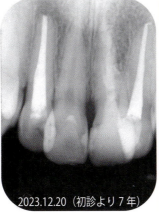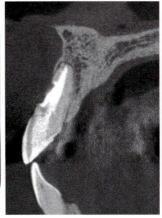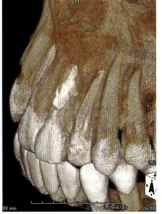

図 66-4　OPE直後にサイナストラクトは消失し，7年経過時のデンタルエックス線画像では |1 の透過像は縮小傾向にあり，症状もなく機能している

図 66-5　頰側支持骨が回復することはないだろうが，炎症による骨吸収はひとまず停止したようである．患者さんは20代であり，骨吸収さえ進行しなければ前歯部のインプラント治療介入はもう少し年齢を重ねてからの方が良いという判断をした．チャレンジケースであり，永久的な処置でないことを十分に説明している．患者さんと長いお付き合いができるGPだからこそできる，患者さんのLife Stageを考慮した長期的な治療計画があってもよいと考える

10 外科的歯内療法のポイント

　できることなら，根管内からのアプローチのみで根尖病変を治癒に導きたいところであるが，さまざまな理由により根管治療に介入できないケースや根管内からのアプローチだけでは症状が改善できないケースがある（図67）．外科的歯内療法によってのみ問題を解決できる，あるいはそうした方のメリットが大きいと総合的に判断した際に，歯根端切除術または意図的再植術を行うことになる．

　筆者の場合は治療開始から6か月間は何が何でも根管治療によって治癒に導くつもりであらゆることをやり尽くす．それでもなお症状が改善しない場合には外科的歯内療法へと移行するが，第一選択肢は歯根端切除術である．その理由として意図的再植術には術中の歯根破折や術後のアンキローシスのリスクを伴うことが挙げられる．しかし，筆者のスキルで自身が納得できる歯根端切除術を行えるのは第一大臼歯近心根までであり，口蓋根や舌側根，オトガイ孔付近の下顎小臼歯，第二大臼歯が対象となる場合には迷わず意図的再植術を選択する．意図的再植術には，歯根外表面のクラックや根尖部に沈着した歯石様のバイオフィルムなど，抜歯して初めて確認できることも多く，意図的再植術には歯根の全容が見てとれるというメリットもある．

　歯根端切除術は近年，拡大視野下で行われることを前提に術式が大きく変化した．以前は逆根管充填の操作がしやすいように45度の角度で歯根端を切除することが推奨されていた（図68）．しかしこの術式では側枝を残留させてしまう可能性が指摘されるようになり，現在は**より確実に側枝を含む歯根端を切除できるよう，歯軸に対して垂直に切断する**ことが推奨されている（図69）．その分，直視での操作が困難となるため，逆根管充填窩洞の形成や充填にはマイクロミラーとレトロチップが必要となる（図70）．**歯根端の切除量は一般的に3mm**とされており，この部位に側枝が多く分布することがその根拠となっている[32]．しかし，切除量が大きくなるほど臨床的歯冠歯根

- ● 根管内からのアプローチで症状が改善されない
- ● 患者さんの時間的な問題（治療回数・期間の制約）
- ● 他院で装着された自費の補綴装置の除去を患者さんが望まない
- ● 多数歯にわたる連結冠の支台歯
- ● あまりにも長く太い非常識なポストが装着されている　etc.

図67　外科的歯内療法を選択する要因

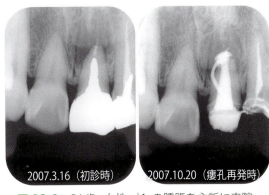

図 68-1　54歳，女性．|1 の腫脹を主訴に来院．メタルコアを除去し，感染根管処置を行った．根管充填を行ってしばらくしてサイナストラクトが再発したため，患者さんと相談し歯根端切除術を予定した

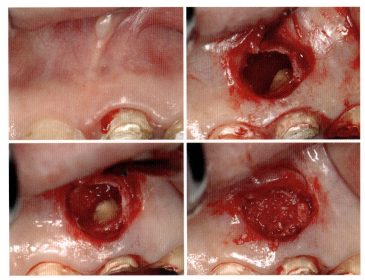

図 68-2　全層弁を翻転すると頬側の皮質骨は大きく吸収し，根尖が見える状態であった．根尖部の肉芽組織を一塊として除去し，骨面を掻把後に歯根端を歯軸に対して斜めに切除した

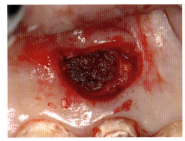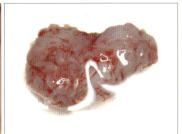

図 68-3　骨窩洞に軟組織が侵入するのを防ぐ目的で人工骨を補填した．メンブレンの代用になればと考え，血餅を貯留した状態で表面に CO_2 レーザーを照射した

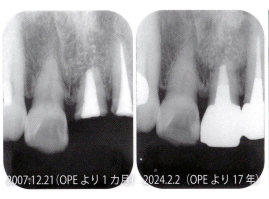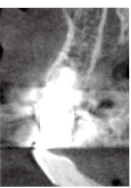

図 68-4　サイナストラクトは消失し，17年後も問題なく機能しているが，置換されていない人工骨が存在するため，炎症が完全に消退しているとは言い切れない

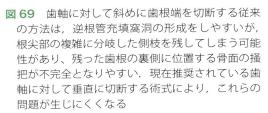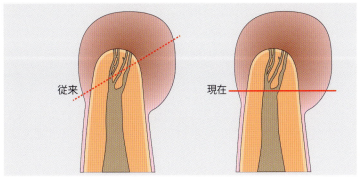

図 69　歯軸に対して斜めに歯根端を切断する従来の方法は，逆根管充填窩洞の形成をしやすいが，根尖部の複雑に分岐した側枝を残してしまう可能性があり，残った歯根の裏側に位置する骨面の掻把が不完全となりやすい．現在推奨されている歯軸に対して垂直に切断する術式により，これらの問題が生じにくくなる

2章 手技のポイント

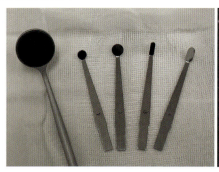
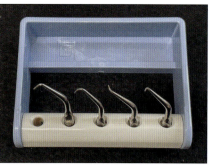

図70 歯根端切除に用いるマイクロミラー（左からダイレクトミラー ゼロ：モリタ，マイクロミラー タイプ2：YDM）と逆根管充填の窩洞形成に用いるレトロチップ（レトロキット：ナカニシ）

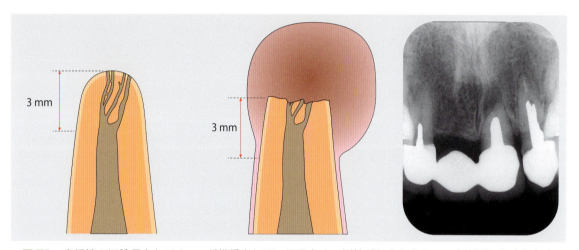

図71 歯根端の切除量として3mmが推奨されている理由は，側枝が根尖から3mmの範囲に多く存在すると言われているからである．しかし，右図の|1 のように大きく炎症性歯根吸収が進行した歯は，既に生体が起炎因子を排除しようとして歯根端切除を行ってくれている状態だといえる．この歯の場合，歯根端を3mmも切除してしまうと臨床的歯冠−歯根比が著しく悪化することになり，予後に多大な影響を及ぼす

比が悪化することは自明の理であり，既に炎症性歯根吸収が大きく進行している場合はその限りではないと考える（図71）．**画一的に根尖を3mm切除するのではなく，ケースによって切除量は決定されるべき**である．歯根端を切除したら，骨窩洞内の軟組織を掻把し露出した根面のデブライドメントを行って，しっかりと止血を図る．歯根切断面の死腔やクラックの有無をマイクロミラーで確認し，逆根管充填窩洞の形成を行う．以前は逆根充にMTAセメントを用いていたが，最近では操作性に優れたバイオセラミックス系シーラーに付属の粉末を練和してパテ状にするシステム（キャナルシーラーBG multi：日本歯科薬品）を用いることが多い（図72）．また，根管治療の経過が悪く外科的歯内療法に移行する場合には，根管をMTAで根充した後に歯根端切除のみを行い，根尖の切断面に側枝などが見当たらなければ逆根管充填を行わないこともある．

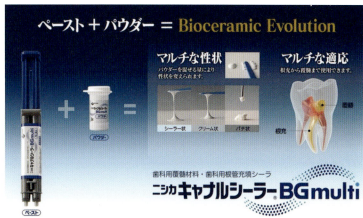
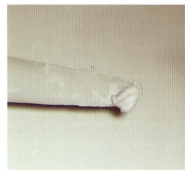
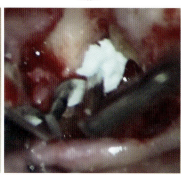

図72 歯根端切除術時の逆根管充填の材料としてキャナルシーラーBG multi（日本歯科薬品）を用いている．通常のシーラーに付属のパウダーを練り込むことでペースト状からパテ状に変化するという優れものである．もちろんバイオセラミックス系材料であり，MTAセメントよりもはるかに操作性が良い

　意図的再植術の術式は①抜歯操作②逆根管充填③再植の3つのステップからなる．歯根膜の損傷が術後のアンキローシスの原因となることが示唆されていることから，一連の操作で常に細心の注意を払っているのは"**歯根膜を愛護的に取り扱う**"ことである．歯冠が残存している場合には鉗子による脱臼が理想であり，手術の1週間前に隣在歯との間にモジュールを挿入しておくと手術当日までに歯根膜が緩み，無理なく脱臼できる（図73）．

　残根の場合にはエレベーターを使用せざるを得ない（図74）．歯根を破折させないよう，多方向から無理なくジグリングの力を加える．歯根膜腔を徐々に広げていき，抜歯後はクラックや歯石様沈着物がないか歯根全体をくまなくチェックする（図75）．術中は歯根膜が乾燥しないよう生理食塩水を浸したガーゼで歯根全体を柔らかく包み，直接手指が触れないように注意する．筆者は意図的再植時の逆根充には4-META/MMATBBレジン（スーパーボンド：サンメディカル）を用いている．硬化開始が早く完全硬化を待たずに抜歯窩に戻せることがその理由であるが，高い信頼性と実績に関しては筆者が述べるまでもないだろう（図76）．

2章 手技のポイント

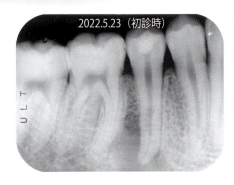

図 73-1　17歳　男性．右下の排膿が止まらない（他院からの紹介）．5̲は中心結節の破折から失活し，根尖病変を発症している．歯髄腔は根中央部で不規則に拡がっている

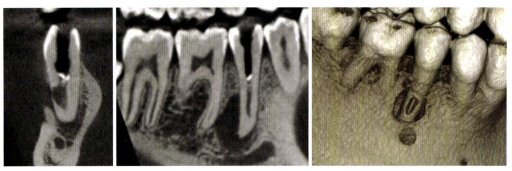

図 73-2　紹介元の前医から内部吸収を呈しているとの情報提供があり，CT を撮影した．根中央部付近で歯髄腔は既に頰側外部と交通している．ひとまず根管治療を開始した

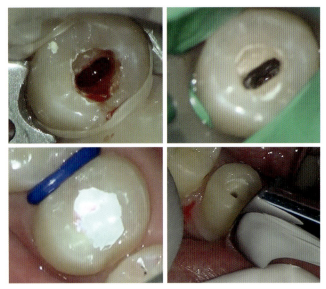

図 73-3　根管内には多量の肉芽が侵入してきており，水酸化カルシウム製剤の貼薬を繰り返したが，処理しきれない量であった．電気的根管長測定器が途中で反応してしまい，根尖孔の位置さえ確定できない状況が続いた．オトガイ孔が近接していたため，意図的再植術を計画した．脱臼しやすいように OPE の 1 週間前にモジュールを隣接面に挿入し，当日は分離鉗子を用いて脱臼を行った

94

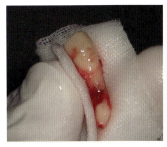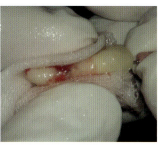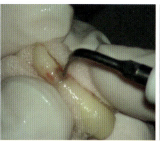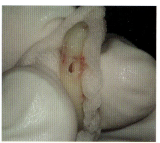

図 73-4　抜歯を行い，ファイルを根尖まで穿通させた．内部吸収している部位は Er:YAG レーザーと超音波を用いて肉芽組織の徹底的な除去を行った

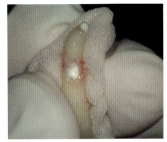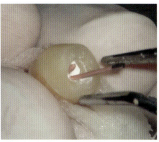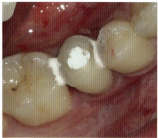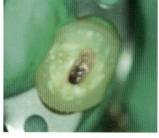

図 73-5　根尖までのルートを確保しておく目的で GP を挿入した状態で，内部吸収により穿孔を呈していた部位をスーパーボンド（サンメディカル）で封鎖した．根管内には水酸化カルシウム製剤を貼薬している．再植後はスーパーボンドで両隣在歯と暫間固定を行い，約 3 週間後より根管治療を再開した．仮置きしていた GP を除去し，通法に従って根管拡大を行った

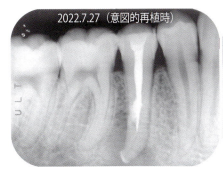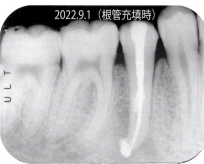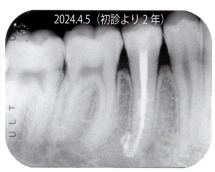

図 73-6　現在，根尖病変は縮小傾向にあり，内部吸収の進行は停止しているように見える．経過が短いため機会があればまた報告したい

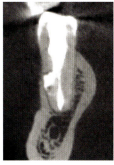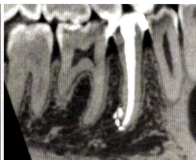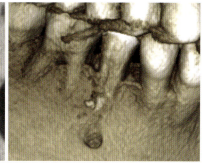

図 73-7　スーパーボンド上に歯根膜が再生することはないと思われるが，歯槽骨は回復しているように見える

2章 手技のポイント

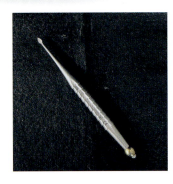

図74 Xツール 直鋭 歯周靭帯切断用（マイクロテック）．残根の抜歯に最適なエレベーターで，驚くほどスピーディーに脱臼を行うことができる

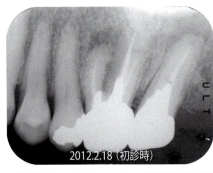
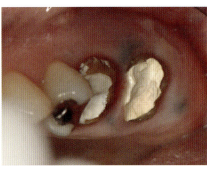

4	4	3
	7	
4	4	4

図75-1 58歳 女性．他院で治療を繰り返している左上大臼歯の腫脹を主訴に来院．6 7 にサイナストラクトを認めた．6 から根管治療を開始したが，途中で 7 の咬合痛が悪化したため，7 の根管治療を進めた

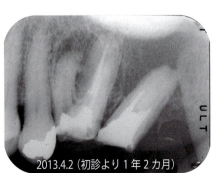

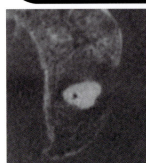
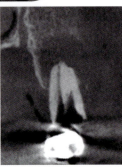
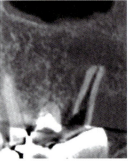

図75-2 7 の口蓋根は根尖まで穿通できたが，頬側根は根中央部で閉鎖しており，CT画像でも歯髄腔らしきものが認められなかった．患者さんと相談し，意図的再植術に移行した

96

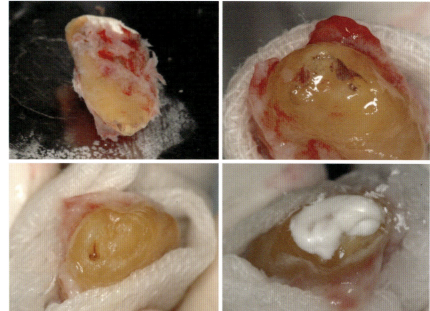

図 75-3　Xツールを用いて抜歯を行い，根尖部を観察してみると歯石様の沈着物を認めた．オーバーインスツルメンテーションで除去できる範疇を越えていた．根尖部のデブライドメントを行い，根尖孔に逆根管充填窩洞を形成しスーパーボンドを充填した

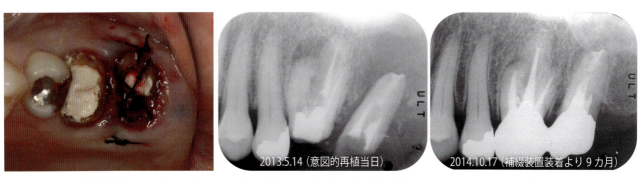

図 75-4　生物学的幅径を確保するために完全に抜歯窩には復位せず，若干浅植えとしている．完全に復位させないことで歯根膜を圧迫するリスクが小さくなり，アンキローシスの予防にもなる．再植後，約3週間で根管治療を再開し根管充填を行った

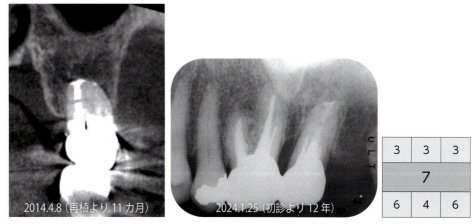

3	3	3
	7	
6	4	6

図 75-5　意図的再植術から約1年後には著明な骨梁の改善を認めた．前歯部はオープンバイトでアンテリアガイダンスがないためナイトガードを製作しているが，なかなか使用してくれず，12年経過時では |7 の囲繞性骨欠損を進行させてしまっている． |6 7 ともに根尖部歯周組織は安定している

2章 手技のポイント

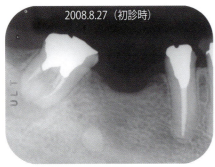 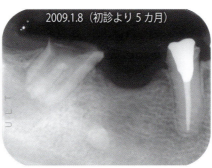

図 76-1　31歳，女性．右下の腫脹を主訴に来院．マイクロスコープやCTを導入する前のケースである．7┘遠心根の根尖部に彎曲を追従しきれていないパーフォレーションがあり，時間をかけて本来の根管への穿通を試みたが，どうしても修正することができなかった．浸出液が止まらない状況が続いたため，意図的再植術に移行した

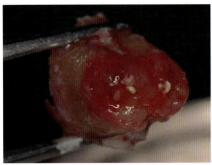 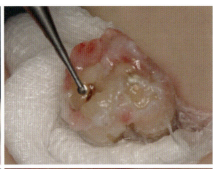

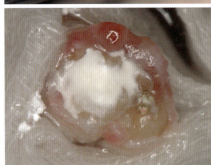 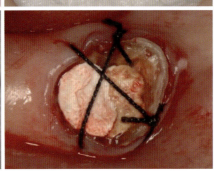

図 76-2　抜歯を行い本来の根尖孔と穿孔部に逆根管充填窩洞を形成し，スーパーボンドで充填を行った．抜歯窩に再植後，縫合にて固定を行っている

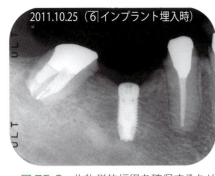 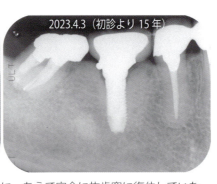

図 75-3　生物学的幅径を確保するために，あえて完全に抜歯窩に復位していない．患者さんはクレンチャーであり，7┘の咬合負担を軽減する目的で6┘部にインプラントを埋入し補綴処置を終了した．15年後，パラファンクションのためかインプラント周囲に骨が添加されて7┘がめり込んだ状態となり，歯肉縁下に致命的なう蝕を認める．コロナ禍の4年間全くメインテナンスに来院されなかったこともあるが，ナイトガードの使用を習慣化できなかったことが敗因である．7┘の根尖部歯周組織に関しては問題を起こしておらず，生理的動揺を認める．今後は来たるべき時まで延命処置を図り，インプラントによる修復を予定している

逆根管充填後に再び抜歯窩に戻す際にも，抜歯窩に強く押し込んで歯根膜を損傷させないよう意識する[33]．また，歯を戻して固定する位置を3次元的にコントロールできることは意図的再植術の大きな利点の1つである．もともと歯肉縁下カリエスを有する残根状態の歯であれば，敢えて完全に抜歯窩に戻さずに若干浅く植立した状態で固定をすることもある．そうすることで**理想的な生物学的幅径（Supracrestal tissue attachment）を確立する**ことができ，補綴装置のフェルール効果を得られる．意図的再植術のポイントを示す（図77）．

- 一方向からではなく，多方向から無理のない力でジグリング力を加える
- 常に歯根膜を愛護的に取り扱う
- 歯根膜が乾燥しないよう生理食塩水に浸したガーゼでくるんだ状態で処置を行う
- 抜歯をしたら根尖孔をよく観察し，クラックやパーフォレーションの有無を確認する
- 筆者は逆根管充填剤にスーパーボンド（サンメディカル）を用いている
- 術後のアンキローシス予防のため抜歯窩に再植する際には根尖方向に圧を加えすぎないよう注意する
- 歯冠崩壊している歯であれば，完全に抜歯窩に戻さず浅植えにすることで生物学的幅径を確立し，歯根膜に過剰な圧をかけるリスクを減らすことができる

図77　意図的再植術術のポイント

Check Point

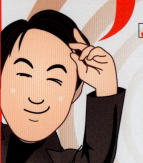

☑ アクセスキャビティの形成不足によりファイルの動きが規制されていないか？

　ファイルの上部と歯質が干渉していると，ファイルの破折やレッジ形成などさまざまなトラブルを生じるリスクがある．彎曲根管において根尖まで穿通できない場合などでも，根管口のフレア形成を行うことで驚くほどファイルが進むようになることも多い．MIE の概念も重要であるが，そのことに囚われ過ぎるとエラーの原因となる．

☑ 可及的に歯質を削合せずにポストを除去できるか？

　これは診断時に根管治療に介入するか否かを判断する際のポイントでもある．特に長いポストを有するファイバーコアの除去は拡大視野下でも困難な作業である．ポストだけでなく築造用レジンや合着用セメントを完全に除去し，歯質にクラックがないことの確認も重要である．

☑ 髄室内を俯瞰的に観察しているか？

　根管内を拡大視野下にてミクロ的に観察することと同様に，根管口の位置と髄床底の形態，根管の水平的拡大形態や歯根の外形とのバランスを俯瞰的に観察することが重要である．そうすることで気づいていなかったことが見えてくることもある．

☑ 感染根管と非感染根管で垂直的な拡大位置を変えているか？

　感染根管では根管最狭窄部が存在しないため，非感染根管のようにアンダーの位置で拡大するのではなく，ファイルが歯根膜と接触する位置まで拡大を行う．歯根吸収の有無はエックス線画像では判断できないため，根尖病変の有無が臨床的な境界線となる．根管内の状態を 1 歯単位ではなく 1 根管単位で診断し，根管ごとにアピカルストップの位置を設定する必要がある．

☑ ファイルの特性を活かし適切に使用しているか？

　ひとくちにステンレススチールファイルといっても，メーカーによってファイルのコシが異なる．非常に使い勝手の良い中間サイズのファイルや Ni-Ti ファイルを含め，ファイルの特性を理解しておく．その性質の違いを利用して，根管口の探索や穿通の際に用いるファイル，彎曲根管に用いるファイルといった具合に，用途に合わせて上手く組み合わせるとよい．

☑️ 根管洗浄をしっかりと行えているか？

機械的清掃のみで根管内の起炎因子を除去することは困難であり，物理的にファイルが接触しない部位の起炎因子やスミヤー層除去のために根管洗浄は不可欠である．シリンジ洗浄だけでは根尖側 1/3 の洗浄効果が不十分であるため，洗浄を活性化するソニック洗浄法などが効果的である．

☑️ 根管充填へ移行する臨床的基準を確立しているか？

「この項目をクリアできたら根充に進もう」という基準を自身のなかで持っておくことが重要である．長期的な経過観察のなかで満足のいく治療成績が得られていないようであれば，その基準を見直してアレンジしていく必要がある．

☑️ 破折ファイルやパーフォレーションに対する自身の治療概念は確立しているか？

これら人為的な病態に対する治療コンセプトをしっかりと持っておく．手技を磨くことも大切であるが，そのための材料や器具の充実も図らなければならない．残念ながら，これらの病態は必ずしも良い結果が得られるわけではないため，自身のスキルのなかでの限界を把握しておくことも重要である．

☑️ 外科的歯内療法に対する自身の治療概念は確立しているか？

根管内からのアプローチが奏功しない場合には，予後の見通しと患者さんの希望に照らし合わせ，歯根端切除術あるいは意図的再植術に移行する時期を見計らっておく．そのタイミングと双方のどちらを選択すべきかという自分なりの基準をもっておくことが重要である．

2章の参考文献

1) M Chan. *et al*. A Literature Review of Minimally Invasive Endodontic Access Cavities-Past, Present and Future. *Eur Endod J*. 2022; 7(1): 1-10.

2) Factors that affect the outcomes of root canal treatment and retreatment—Areframing of the principles. *Int Endod J*. 2023; 56 Suppl 2: 82-115.

3) 石崎秀隆ら．低侵襲な髄腔開拡の有効点と課題点．日歯内療誌 2023；44（2）101-113.

4) エンドドンティクス第6版 永末書店

5) Laux M, Nair, *et al*：Apical inframmatory root resorption：a correlative radiographic and histological assessment. *Int Endod J*. 2000; 33 483-493.

6) Nair PN. Microbial status of apical root canal system of human mandibular first molars with primary apical periodontitis after "one-visit" endodontic treatment. Oral Surg Oral Med Oral Pathol Oral Radiol Endod. 2005; 99(2).

7) Peters O. A., Laib A., Barbakow F., Changes in Root Canal Geometry after Preparation Assessed by High-Resolution Computed Tomography. *J Endod* 2001; 27 (1) 1-6.

8) Peters, O. A., Peters, C. I. *et. al*., ProTaper rotary root canal preparation: effects of canal anatomy on final shape analysed by micro CT. *Int Endod J* 2003; 36 (2): 86–92

9) Zehnder M. Root canal irrigants. *J Endod*. 2006; 32(5): 389-98.

10) 前田英史・友清淳「根管洗浄と根管貼薬」日本歯科評論 2018；78 (11)49-63.

11) Qian W, *et al*. Quantitative Analysis of the Effect of Irrigant Solution Sequences on Dentin Erosion. *J Endod*. 2011; 37(10)1437-41.

12) Niu W, *et al*. A scanning electron microscopic study of dentinal erosion by final irrigation with EDTA and NaOCl solutions. *Int Endod J*. 2002; 35(11): 934-9.

13) 倉富覚，，友清 淳，吉田晋一郎，前田英史．シリンジ洗浄法および音波洗浄法におけるスミヤー層除去効果ならびに象牙質浸食作用の比較—根管洗浄剤の使用順序および根管洗浄時間が与える影響について—．日歯内療誌 2022；43（3）164-171.

14) Konstantinidi E, *et al*. Apical negative pressure irrigation versus syringe irrigation: a systematic review of cleaning and disinfection of the root canal system. *Int Endod J*. 2017; 50(11): 1034-1054.

15) Haapasalo M, *et al*. Irrigation in endodontics. Br Dent J. 2014; 216(6): 299-303.

16) Gu LS, *et al*. Review of Contemporary Irrigant Agitation Techniques and Devices. *J Endod*. 2009; 35(6): 791-804.

17) Tay, *et al*. Effect of Vapor Lock on Root Canal Debridement by Using a Side-Vented Needle for Positive-Pressure irrigant delivery. *J Endod* 2010; 36(4): 745-50.

18) Dioguardi M, *et al*. Passive Ultrasonic Irrigation Efficacy in the Vapor Lock Removal: Systematic Review and Meta-Analysis. ScientificWorldJournal. 2019; 6765349.

19) Van Der Sluis.Passive ultrasonic irrigation of the root canal a review of the literature. *Int Endodo J*. 2007; 40(6): 415-26.

20) Urban K, *et al*. Canal cleanliness using different irrigation activation systems: a SEM evaluation. Clin Oral Investig. 2017; 21(9)2681-2687.

21) Neuhaus KW, *et al*. Antibacterial Efficacy of a New Sonic Irrigation Device for Root Canal Disinfection. *J Endod*. 2016; 42(12) 1799-1803.

22) G. Plotino, *et al*. Efficacy of sonic and ultrasonic irrigation devices in the removal of debris from canal irregularities in artificial root canals. J Appl Oral Sci. 2019; 27: e20180045.

23) P. Bao, *et al In vitro* efficacy of Er: YAG laser-activated irrigation versus passive ultrasonic irrigation and sonic-powered irrigation for treating multispecies biofilms in artificial grooves and dentinal tubules: an SEM and CLSM study. Oral Health. 2024; 24(1)261.

24) D. Donnermeyer, *et al*. Comparative Analysis of Irrigation Techniques for Cleaning Efficiency in Isthmus Structures. *J Endod*. 2024 May; 50(5) 644-650.

25) Jon D Koch, *et al*. Irrigant flow during photon-induced photoacoustic streaming (PIPS) using Particle Image Velocimetry (PIV). Clin Oral Investig. 2016; 20(2)381-6.

26) Q Yang, *et al* Micro-CT study on the removal of accumulated hard-tissue debris from the root canal system of mandibular molars when using a novel laser-activated irrigation approach. *Int Endod J*. 2020; 53(4)529-538.

27) M.Saito, *et al* Er: YAG laser-induced cavitation can activate irrigation for the removal of intraradicular biofilm. Nature portofolio Scientific Reports. 2022; 12(1). 4897.

28) V Badami, *et al*. Efficacy of Laser-Activated Irrigation Versus Ultrasonic-Activated Irrigation: A Systematic Review. Cureus. 2023; 15(3): e36352.

29) J Vidas, *et al*. Comparison of apical irrigant solution extrusion among conventional and laser-activated endodontic irrigation. Lasers Med Sci. 2020; 35(1) 205-211

30) 木村英生．下川エンド20年の臨床．医歯薬出版．2014.

31) 倉富覚，，悩めるエンド難症例 診断のポイントとその対応．クインテッセンス出版．2024.

32) Kim. S, *et al*. Modern Endodontic Surgery Concepts and Practice: A Review. *J Endod*. 2006; 32(7)601-23.

33) 平井友成．必ず上達 自家歯牙移植・再植．クインテッセンス出版．2021.

3章
症状が改善しない場合にチェックするポイント

3章 症状が改善しない場合にチェックするポイント

　CTとマイクロスコープの普及によって今まで見えなかった部位が可視化されるようになり，歯内療法における診断と手技の精度は飛躍的に向上した．しかし，依然として一生懸命やっているのに症状の改善が見られず，頭を悩ます症例が存在するのも事実である．その際には一度立ち止まり，1章と2章で述べた「診断」と「基本手技」が実践できているか，また歯根破折の可能性はないかなどの項目を再度見直してほしい．自身の反省から言えることであるが，"できているつもり"で"できていない"のが臨床である．その点をクリアにしてもなお改善が認められない場合におさえておきたいポイントを解説してみたい．

1 ガッタパーチャポイントは完全に除去できているか？

　ガッタパーチャポイント（以下GP）の除去に苦労している臨床家も少なくないだろう．筆者もその一人であるが，少しでも効率的にかつ安全に除去するために根管を根管口部と根中央部および根尖部に分け，除去に用いる器具を変えている（図1）．GPそのものに抗原性はないが，抗菌性もない．よって感染根管においてはGP表面にバイオフィルム形成がなされるため，これを除去しなければならない．そもそもGPが残存しているということ自体，根管壁全周にファイルが接触できていないということになるが，しつこく根管壁にへばりつきアンダーカット部に入り込んでいる場合はなかなか除去できないことも多い．薄い小片となったGPはCTには写るがデンタルエックス線画像には写らないことも多く，拡大視野下で根管内を確認する必要がある（図2）．特に下顎第二大臼歯の樋状根は長いイスムスのような形態であることに加え，舌側から頬側に歯質が張り出していることで根尖部にアンダーカットが存在するため，この部位のGPの除去に苦労することが多い（図3）．いつ取れるかわからない盲目的な作業に時間と労力を費やすよりも，拡大視野下にてエンド用超音波チップを用い，ピンポイントでGPを軟化・除去した方が，圧倒的に効率がよい（図4）．また根尖部で合流するタイプの複根管歯も厄介である（図5）．アンダーカット部に残留したGPなどはマイクロスコープ下でも視認することができない．また，同様に貼薬に使用する水酸化カルシウム製剤も超音波洗浄だけでは根管内の細かい溝などに残留し，完全には除去できていないこともある[1]．水酸化カルシウム製剤が根管内に残留すればそれは水へと変化をし，死腔となる可能性がある．効果的な根管洗浄を行うことでそれらを除去できることも多く，2章で紹介したEr:YAGレーザーは，そのようなシーンでも非常に有効である（図

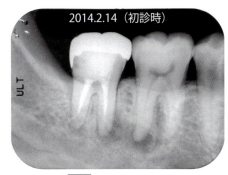
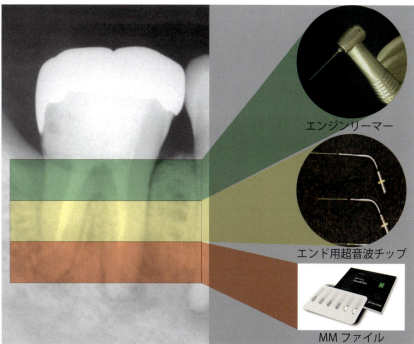

図 1-1　7̄6̄| の根尖部にエックス線透過像を認める．6̄| は歯髄電気診で Vital(+) を示したため，7̄| の感染根管処置を行った

図 1-2　GP を除去する際には根管を 3 つの部位に分け，使用する器具を変えている．根管口はスピーディーに除去できることを優先し SS 製エンジンリーマーを使用．根中央部は効率性を考えエンド用超音波チップを使用．根尖部はクラックを惹起しないよう，クロロホルムを使用して穿通に特化したＭＭファイルを用いている．なおクロロホルムは適応外使用であることをことわっておく

図 1-3　根管充填時と 3 年後のデンタルエックス線写真．根充材を確実に除去し，根管拡大を行ったことで 7̄| の根尖病変は消失している．初診時に認められた 6̄| 遠心根の透過像は 7̄| の影響による疑似根尖病変であったと考えられる

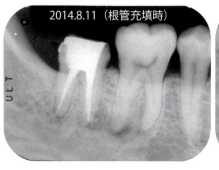
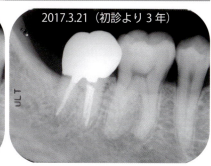

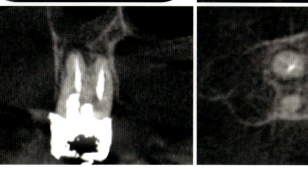
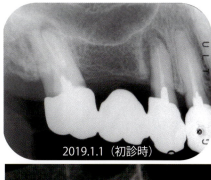
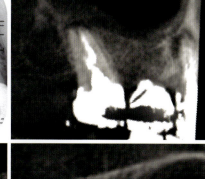

図 2-1　7̄5̄| に根尖病変を認める．7̄| の頬側根は複根管が融合した 1 根管であるが，このような場合には樋状根になっていることがあるため，注意を要する

3章 症状が改善しない場合にチェックするポイント

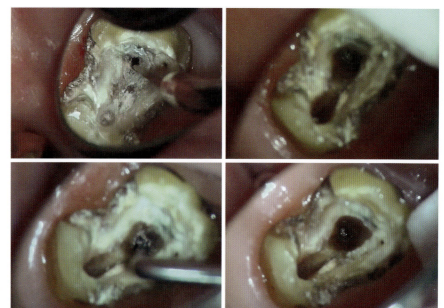

図 2-2 7| 頬側根は近遠心的に長い楕円形であるのに対して円い拡大がされていた．根管口のフレア形成ができていないと根管内にアンダーカットを生じ，GP や起炎因子を取り残してしまう．まずやるべきことは，根管内がしっかりと観察できるようなアクセスキャビティを形成することである

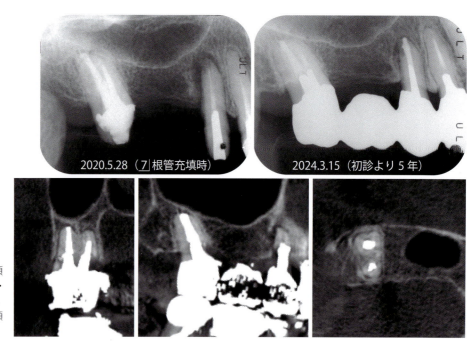

図 2-3 楕円形を呈している頬側根と口蓋根の 2 根管を拡大・根充し，補綴処置に移行した．7 5| ともに根尖病変は縮小傾向にある

106

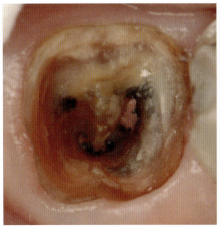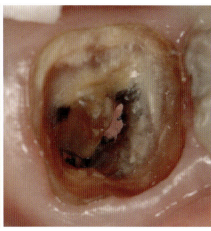

図3 下顎第二大臼歯の樋状根．舌側中央部から張り出した歯質は根尖近くで人間の鼻のような形をしておりアンダーカットを形成している．この部位をファイルだけで清掃することは難しく，GPリムーバースピアーやOKマイクロエキスカなどの器具を用いると効果的である

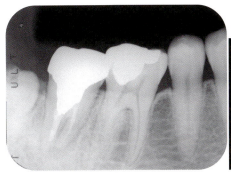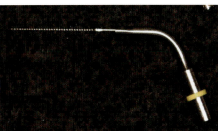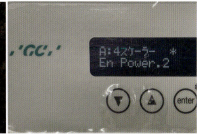

図4-1 48歳，女性．樋状根である⁊|の根尖部にアンダーカットがあり，GPが簡単には除去できなかった．GPをピンポイントで除去する際に使用する超音波ファイル（AMファイルK15）と診療用ユニット内の超音波（バリオス：ナカニシ）の出力．基本的に無注水で使用している

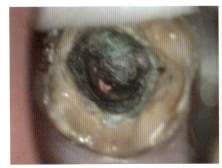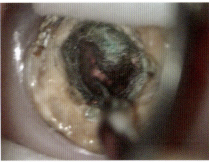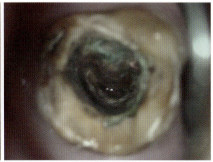

図4-2 マイクロスコープ下で超音波ファイルをGPに当ててこれを除去した．盲目的に除去と確認を繰り返していた頃に比べると圧倒的に効率がよい．短時間のうちに樋状の根尖孔を確認できた

3章　症状が改善しない場合にチェックするポイント

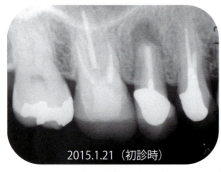
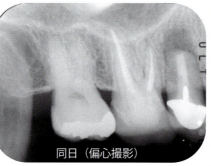
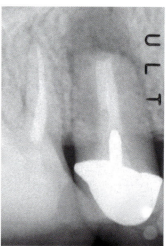

図 5-1　42歳，女性．自発痛を主訴に来院．5」の根尖部に透過像を認める．前医により2根管の素晴らしい根管充填がなされているように見えた

2015.1.21（初診時）　　同日（偏心撮影）

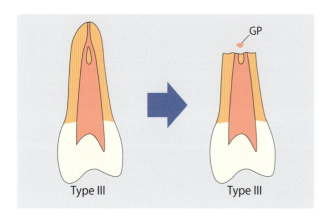

図 5-2　Vertucci 分類の Type Ⅲ に相当する 1-2-1 の根管形態であり，炎症性歯根吸収が生じた結果，複根管を隔てる中州状の歯質が根尖孔に残り，左図のような状態になったと考えられる

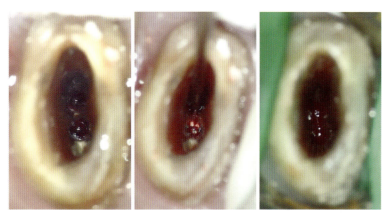

図 5-3　根尖孔外に GP が浮遊して残っており，頬側根管と口蓋側根管の双方から GP リムーバースピアーを挿入し，これを除去しようと試みた．しかし，両根管間の薄い隔壁が邪魔をして GP を除去できなかったため，この薄い隔壁を削合することにした

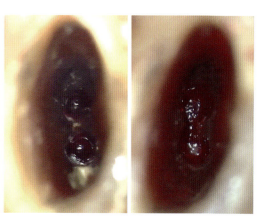

図 5-4　エンド用超音波チップ（E 7：ナカニシ）を用いて 2 根管を隔てる橋梁構造の歯質を削合した．拡大像では双眼鏡のような形態であった根尖孔がひょうたん型に変化していることがわかる

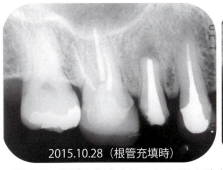
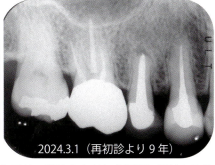
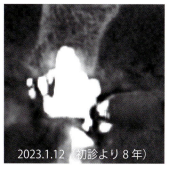

図 5-5　隔壁を削合することで GP を除去でき，器具をくまなく根管に接触させることができるようになった．浸出液を認めなくなったため，根管充填を行った．9 年経過時のエックス線画像では根尖病変は縮小傾向にある

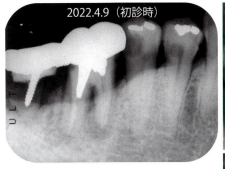
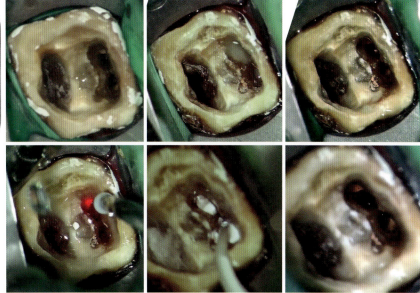

図 6-1　54 歳，女性．右下の腫脹を主訴に来院．6┘には根尖病変を認める

図 6-2　6┘は近心頬側根と近心舌側根が根尖部で合流する 2-2-1 の根管形態であり，合流部に GP が残留していることが分かっていながら除去できずに時間が過ぎていった．Er: YAG レーザーを根管内洗浄に使用することで，GP を浮き上がらせることができた．貼薬に用いた水酸化カルシウム製剤もほぼ完全に除去できている．

図 6-3　水酸化カルシウム製剤は有効な根管貼薬剤であるが，完全な除去が難しい．根充前には根管内に残留していないことを確認しておきたい．根充後は安定した経過を辿っている

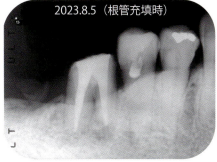
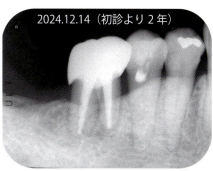

6）．GP を除去することが主目的ではないが，これをしっかり除去できたということは，ファイルや器具が根管壁に接触し，化学的清掃の効果も及ぶ環境が整ったという 1 つの指標になる．同様の理由により根管壁や髄床底を覆うレジンやセメントも完全に除去をしなければならない．

2 根管を円く形成していないか？

2章のアクセスキャビティの項で触れたように根管の水平断面は円くない（図7）．Ni-Tiファイルや手用リーマーのように回転運動だけで根管拡大を終えると，当然まんまるに仕上がってしまう．フィン形態を咬合面から見た際には，大した問題に思えないかもしれないが，三次元的にはすさまじい量の起炎因子を取り残すことになる（図8）．円形ではなく，歯根外形と相似形に仕上げようと思えば回転運動に加え，ファイリング操作を全周に行うしか方法はない．水平的に拡大していくためにはファイリング時の切削能力が重要であり，これにはコシのあるステンレススチール（以下SS）製のHファイルが最も適している．Hファイルをしならせ，バネの力を利用してファイルの先端で歯質を削合していく（図9）．Ni-Tiファイルは常に進化を続けているが，進化とともに柔軟性が増しているため，ますますファイリング時の切削効果は低下している．Ni-Tiファイル単体では水平的拡大に不向きであるため，SS製のHファイルやエンド用超音波チップなどの併用が必須となる．

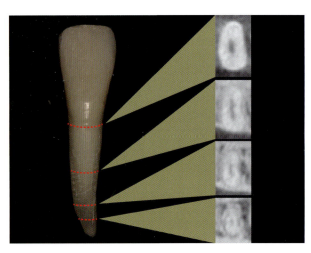

図7　下顎前歯歯根各部のCT水平断（イメージ）．下顎前歯に限らずほぼすべての歯において，歯根の近遠心的幅径よりも頬舌的幅径の方が大きく，水平断面は楕円形となる．デンタルエックス線画像のイメージに騙されてはいけない

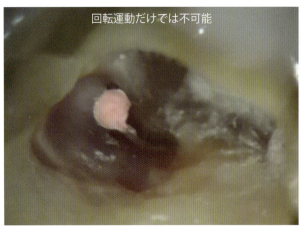

図8-1　再根管治療前の上顎第一大臼歯近心頬側根．円く拡大された根管にGPが充填され，フィンが取り残されているのが分かる

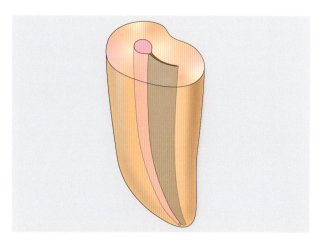

図8-2　根管口部のフィンはただの溝ではなく，根尖部まで広がる3次元的な空間として考えると，大量の起炎因子が存在することになる

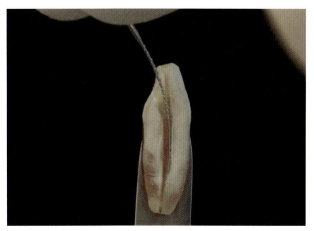

図 9-1　SS製のファイルをしならせながら，バネの力を利用する．Hファイルの先端を使って根管壁をかきあげる

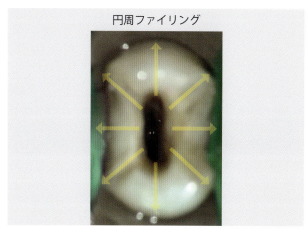

図 9-2　円周ファイリング．8方向ないし10方向にファイリングを行い，根管壁にくまなくファイルを接触させる．歯根外形と相似形に仕上げるイメージ

図 9-3　頰舌的にしっかりと拡大を行うことで幅が広がり，それほど拡大サイズが大きくなくても根充像は太く見える

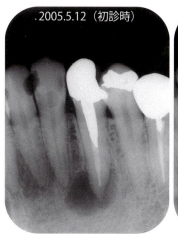
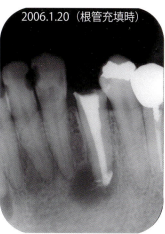
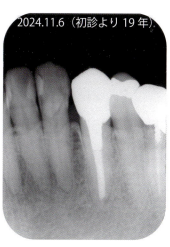

　単根管では上記のことを常に意識して根管拡大を行わなければならないが，複根管で注意すべきはイスムスである．上顎小臼歯が典型例として挙げられるが，複根管性の下顎前歯，上顎大臼歯近心根や下顎大臼歯近遠心根でも注意が必要である（図10）．イスムスに対してもHファイルによるファイリングが非常に有効であるが，サイズの大きなHファイルではイスムスに食い込んでいく感覚が得られないため，サイズの小さな#15くらいのHファイルから順に用いてイスムスを追及していく（図11）．フィンが存在する場合も同様である．

　イスムスの首領ともいうべき存在は樋状根であり，実際に根尖病変が存在する確率が高いという臨床実感がある（図12）．Fanらによれば下顎第二大臼歯の30％〜45％は樋状根であり，実に3本に1本という高確率で認められる．デンタルエックス線画像において根尖が円錐形に収束する形態であれば，まず樋状根を疑う．樋状根であることを確認した場合は，根管口を明示しながらFanの分類のどのタイプなのかをイメージして根管拡大を行うことが重要である．アジア人ではType IIが最も多く，その割合

3章 症状が改善しない場合にチェックするポイント

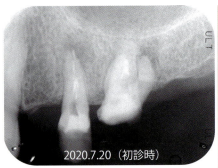
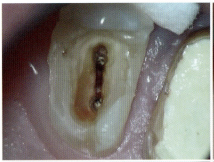
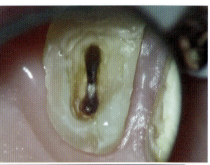
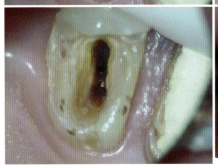
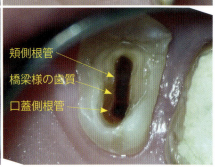

図10-1 38歳，女性．他院からの紹介で|5 の根管治療中だが排膿が止まらないとのこと．デンタルエックス線画像からは髄腔内歯質の削合が不十分である印象をうけた

図10-2 仮封を除去してみると，特に口蓋根の根管口の歯質削除量が不足していた．まず，根管口のフレア形成を行い，ファイルが歯質と干渉しない状態を作った．頬側根と口蓋根の間にはイスムスが存在したため，Hファイルでこれを追求していった．最終的に根中央部に橋梁構造が残り，根尖部で2根管が合流する 1-2-1 の形態となった

（頬側根管／橋梁様の歯質／口蓋側根管）

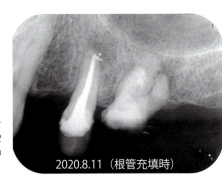
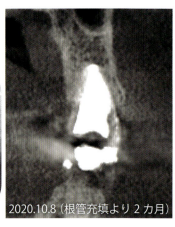

図10-3 排膿と症状が消失し，根管充填を行った．CTではアーチファクトのために2根管間の歯質がないように見えるが，根中央部に橋梁構造を残している

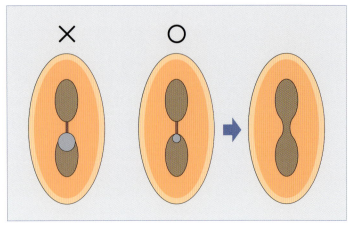

図11 イスムスを追求する際に，いきなり大きなサイズのHファイルを用いてもイスムスに食い込んではいかない．サイズの小さなHファイル（#15）から得られるスティッキー感を頼りに水平方向への拡がりを手指で感じとる

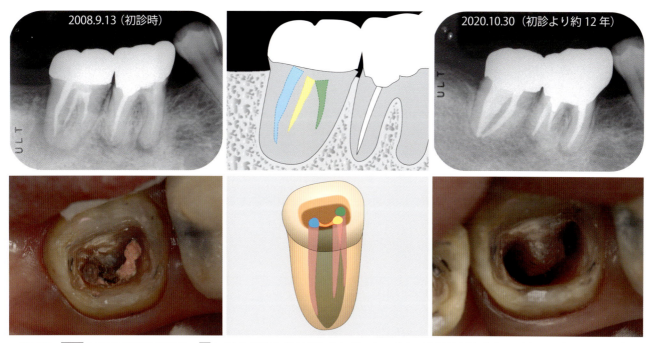

図12 7̲6̲に根尖病変を認める．7̲には3根管の根充がなされていた．決して不真面目な先生ではないことは分かるが，各根管を円く形成していることと樋状根を疑わなかったことが残念である．セミコロン状になった樋状根の拡大を行った．12年経過時には正常像を呈している

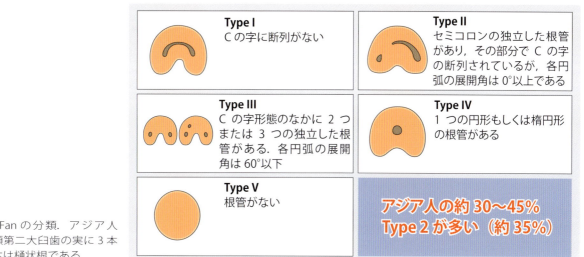

図13 Fanの分類．アジア人の下顎第二大臼歯の実に3本に1本は樋状根である

は35％であると報告されている[2]（図13）．しかし，樋状根は非常に複雑で根管口部と根中央部，根尖部でTypeが異なる場合もある（図14）．そのため，樋状根と分かった時点でCTを撮影し3次元的な見取図を手に入れておくと，手探りで根管内の構造をイメージする場合と比べてはるかに正確に攻略できる．最後方臼歯であり開口量も制限されるため，樋状の長いイスムスをHファイルでのこを引くように拡大していく動作を行うことは言うほど簡単ではない．手用ファイルを装着できるエンド用コントラを用いると効率化が図れるだけでなく，ファイルの可動域と根管壁との接触面積が大幅に増加するため非常に効果的である（図15）．樋状根は複根管が単根に癒合した劣形根（2根性の上顎第二大臼歯頬側根など）にもみられるため，注意を要する（図2参照）．

3章 症状が改善しない場合にチェックするポイント

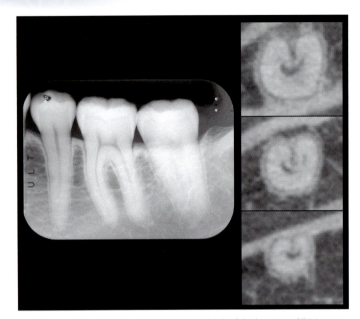

図14 デンタルエックス線画像で根尖が収束した円錐形の下顎第二大臼歯は樋状根を疑う．この患者さんの「7 は，根管口部はType1，中央部でType2，根尖部はType 1といった具合に非常に複雑な形態を呈していることがわかる．術前にこの見取り図を手に入れておくことは非常に有効である

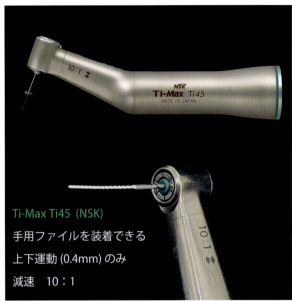

Ti-Max Ti45（NSK）
手用ファイルを装着できる
上下運動(0.4mm)のみ
減速　10：1

図15 筆者が使用しているエンド用コントラ．手指だけでも，逆に機械だけでもファイルを根管壁に接触できない部位がある．これらをコンビネーションで用いることによって精度と効率が上がる

114

3 未処置根管はないか？

　Ni-Ti ファイルが普及したからなのか，歯科医師の倫理感が向上したからなのかは定かではないが，最近は根管口付近までしか根充がなされていない超不良充填をあまり見かけなくなった感がある（図16）．逆に言えば，そのようなケースは原因がはっきりしているので診断がつきやすく，起炎因子の量を劇的に改善できるため普通に根管治療をすれば治るケースが多かったのである．しかし，**垂直的に理想とされている根充像であっても根尖病変が存在するケースがあり，その場合に考えられる原因は前述した水平的拡大不足あるいは未処置根管の存在**である．根管内がよほど汚染されている場合は別として，基本的には既にGPが充填されている部分は前医による清掃が終わっている箇所であり，そこを掘り返しても問題解決にはならないと考えた方がよい．

　未処置根管は言い換えれば前医が見逃した根管であるため，最優先事項は根管を見つけやすいアクセスキャビティを形成することである．また，上顎大臼歯なら3根管，下顎小臼歯なら1根管といった典型的な根管数よりさらにもう1根管あると想定し，咬合面から俯瞰的に歯の外形を観察して根管口の位置を予測するという原則を思い出してほしい（図17）．もちろんCT撮影を行って根管の有無と配置を確認することも重要である．また，副根管を見逃さないために，咬合面から見た際に根管が歯根の中央にあるかどうかを確認することは重要なチェック項目である．副根管が存在する確率が比較的多い下顎小臼歯を例に示す．下顎小臼歯はアルファベットの"h型"を呈している場合があり，根中央部付近で副根管が舌側に向かって真横に近い角度で分岐しているため，その探索は非常に難しい（図18）．頬側の主根管のみを拡大して終了しているケースがほとんどであり，その場合は明らかに歯の外形に対して根管が頬側に偏っている（図19）．根管にファイルを挿入すると，そのことがより分かりやすくなる．ファイルが極端に偏位して植立するようであれば，副根管の存在を疑ってCTで確認するとよい．図20のケースもそのような見当をつけて副根管を探索し，目標とする根管形成ができたケースである．この法則は上顎小臼歯や上顎第一大臼歯の近心頬側根などの複根管を有する可能性があるすべての歯に当てはまることである．エンド三角をしっかりと除去したうえで，ある程度の拡大を終えたら咬合面から俯瞰的に髄室を観察することの重要性を改めて強調しておきたい．

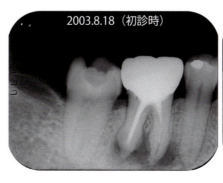 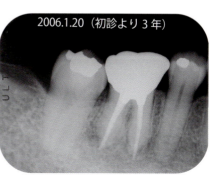

図16　筆者が開業した頃は明らかな不良根充の歯を目にすることは珍しくなく，ある意味で診断がつきやすかった．このようなケースではフツーに根管治療を行うことで劇的に改善を認めることが多かった

3章 症状が改善しない場合にチェックするポイント

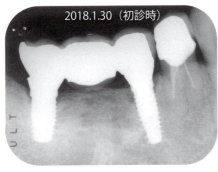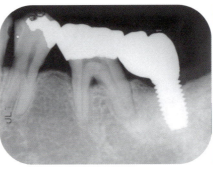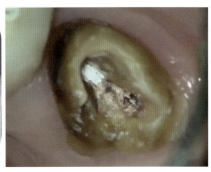

図 17-1 43歳，女性．4┘の補綴装置再製に伴い根管治療を予定した．既に2根管の根充がなされている．根管未処置歯の反対側同名歯を確認してみると，明らかに2根管に分岐しており，根管治療を進めるうえでこのことも参考にした．補綴装置除去後の咬合面観では，2つの根管口と歯根の外形がアンバランスなことに気づくだろう

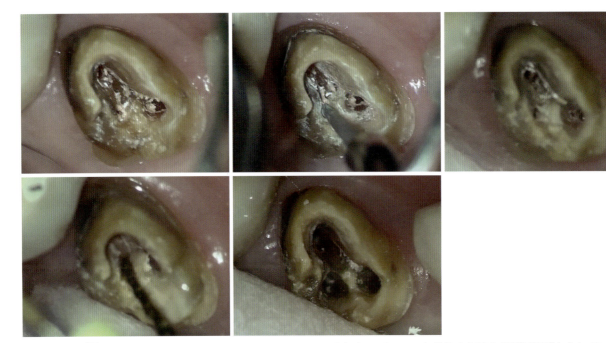

図 17-2 4┘は上顎第一大臼歯のような外形を呈しており，歯根とのバランスを考えると遠心頬側根管が存在している可能性があると予測した．発育溝を追及していくと遠心頬側根管を発見できたため，3根管の根管治療を行った

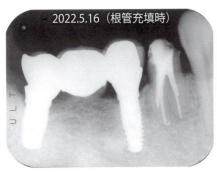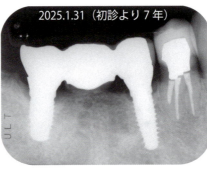

図 17-3 前医による根管充填は垂直的にも不良であったため，3根管とも理想とする位置まで根管拡大を行っている．7年経過時の状態は良好である

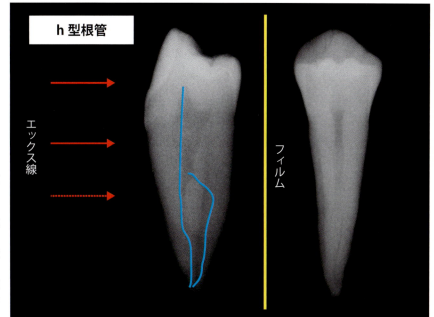

図18 下顎第一小臼歯に認める頻度が高いh型根管．臨床で確認することができる頰舌方向のデンタルエックス線画像では，髄室から根中央部までは明瞭な歯髄腔を確認できるが，根管が分岐する根中央部で急激に歯髄腔が不明瞭となる．このような難易度の高い歯を見かけたら抜髄にならぬよう，患者さん教育に努めることも重要である

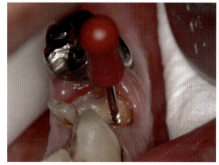
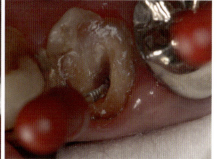

図19-1 原則的に単根管であれば，水平的には歯根の中央に根管は位置する．写真は |4 の根管治療中のものであるが，このように穿通したファイルが大きく頰側に偏って植立するようであれば，舌側に副根管があることを疑った方が良い

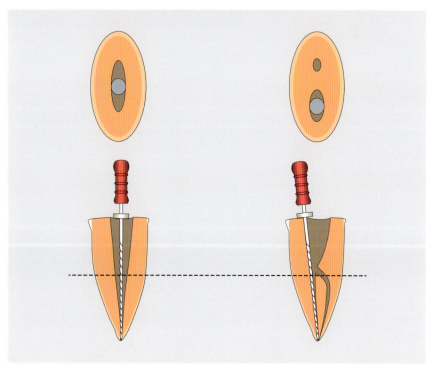

図19-2 このことは下顎第一小臼歯に限らず，上顎小臼歯や上顎大臼歯近心根，下顎大臼歯近遠心根など複根管性の歯のすべてに共通する法則である

3章 症状が改善しない場合にチェックするポイント

図 20-1 60歳，女性．「4の咬合痛を主訴に来院．他院にて根管治療が終了し，痛みが続くためTEKで経過観察中とのこと．GPを除去しファイルを挿入すると頰側に大きく偏位していたため，舌側副根管の存在を疑った．マイクロスコープ下で副根管の根管口を確認できたが，分岐の位置が根中央部であり，プレカーブを付与したファイルでも副根管に挿入できなかった

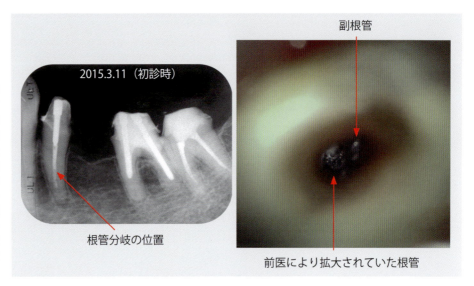

図 20-2 CTで確認すると副根管の存在がはっきりと分かる．副根管が分岐している部分の歯質の形態は大臼歯のエンド三角と同様であり，三角形部分の歯質を削合すれば根管へのアクセスが容易になるのではと考えた．マイクロスコープ下でエンド用超音波チップ（E7D）を用いて赤い三角形の部分の歯質を削合した

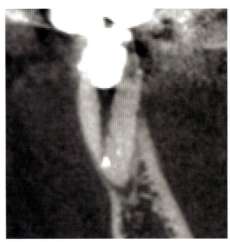
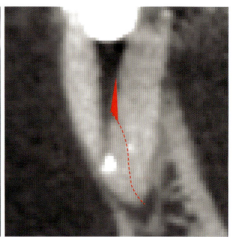

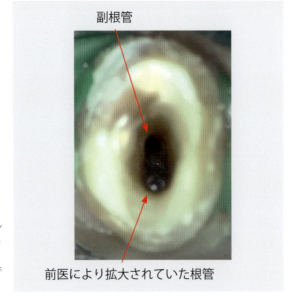

図 20-3 穿通用の#6のファイル（MMファイル：Micro Mega社）が食い込んでいくようになり，根尖部まで穿通することができた

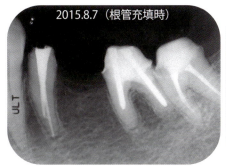
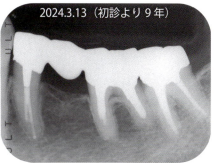

図 20-4　主訴である咬合痛が消失したため，根管充填を行った．9 年経過時には |4 の歯根膜腔は薄く均等な幅に回復している

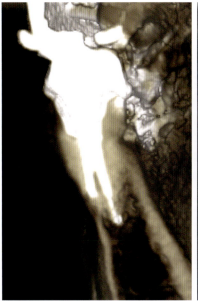
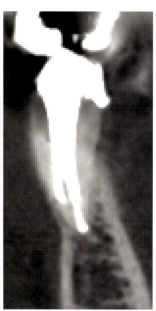

図 20-5　理想的な根管拡大と根管充填を行うことができたのは，CT とマイクロスコープの力によるところが大きい．特に根中央部より根尖側における根管分岐のケースでは両者の活用が非常に有効である

　反対に，自身の手で最初に歯内療法を行うことになる歯に対しても根管を見逃さないよう絶えず注意を払っておく．各歯種ごとの最大根管数を頭に入れておくことは基本であるが，何よりさまざまな根管のパターンを経験することが重要である（図 21）．そのためには模型ではなく抜去歯牙を用いた練習が有効であり，文献を読むだけでは得られないさまざまなことを教えてくれる．

3章 症状が改善しない場合にチェックするポイント

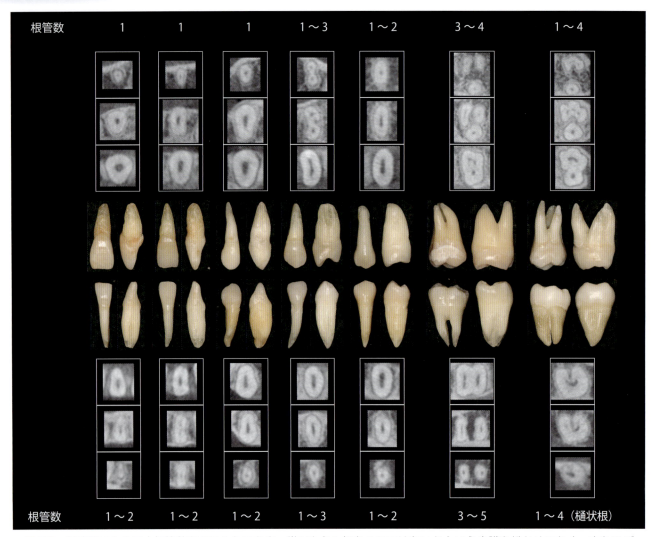

図21 各歯種ごとの最大根管数を頭に入れておき，常にもう1根あるのではないかという意識を働かせておく．またほぼ全ての歯において歯根の近遠心幅径よりも頬舌的幅径の方が大きく，歯髄腔は歯根外形に相似形であることを強調しておく（「ゼロから見直す根尖病変」をもとに作成）

4 分岐・合流はどうなっているか？

　根管系は複雑に分岐や合流をしており，根管内にはどんなに頑張っても物理的にファイルを接触させることができない部位が必ず存在する．根尖部の側枝はその代表例であるが，主根管の清掃でさえ完全にはできない根管形態もある．複根管の関係性が整理されたVertucciの分類などを基本形として頭に入れておくことが重要であるが，分岐や合流の位置には個体差があり，その位置が根尖部に近いほど根管拡大と根管充填の難易度が上がることになる（図22）．

　根管未処置歯であれば，根尖部の分岐を最初から疑うことができることもある（1章図8，9参照）が，再根管治療歯でその見当をつけるのは難しい．根尖までファイルが穿通できているのに浸出液が止まらない場合などに，根管の走行を確認する目的で撮影したCT画像で初めて副根管の存在に気付くことも多い（図23）．また，サイズの小さなHファイルによる円周ファイリングを盲目的に行っている際に，不意に予期していなかった副根管に偶然ファイルが入り発見に繋がるケースもある（図24）．そのようなケースでは，どの根管にファイルが入っているか初めは分からないこともあるが，サイズをあげる際の抵抗感などである程度の予想をしながら根管拡大を進めていき，都度マイクロスコープで確認をするようにしている．根管充填も同様であり，シーラーを根管に満たした時点で盲目的作業となるため，マスターポイントの挿入方向などを頼りにして，ポイント試適時と同じ長さまでしっかりと挿入できていることを確認する．根

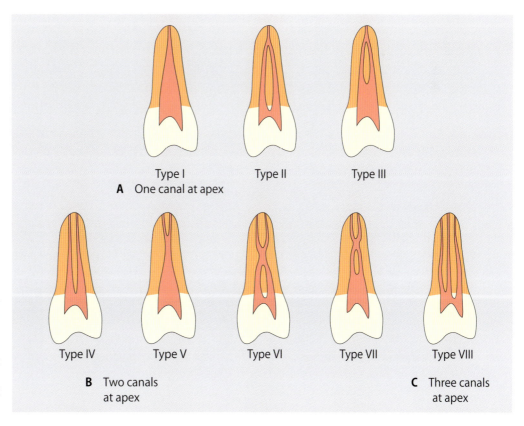

図22　Vertucciの分類．複根管の分岐・合流のパターンを示している．分岐・合流が根尖側に近いほど根管拡大と根管充填の難易度は高い

3章 症状が改善しない場合にチェックするポイント

図 23-1　38歳，女性．右上の奥歯が腫れた．5| に根尖病変を認め，正方線撮影に加えて偏心撮影を行って確認をした．単根管で垂直的には理想的な根充がなされており，水平的な拡大が不足していることを予測し，根管治療を開始した．イージーケースと思われたが排膿が止まらない状況が続いた

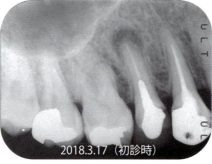
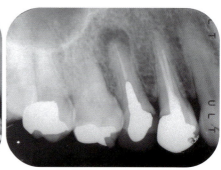

図 23-2　CTを撮影し，根尖付近で根管が分岐していることを確認した．また，6| にも根尖病変があることにこの時初めて気がついた．これらのことを術前のデンタルエックス線画像からは予測できず，CTの有用性を改めて認識させられた．口蓋側の根管にはシーラーだけが充填されている状態で，手用ファイルでは穿通することができなかった

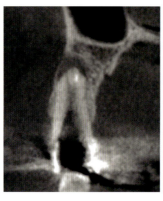
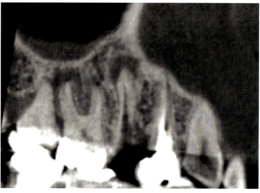

図 23-3　マイクロスコープ下でエンド用超音波ファイル（AMファイル K15：SATELEC社）を用いて口蓋側の副根管に充填されたシーラーを除去し，根管拡大を行った．そのことにより排膿が消失し，根管充填を行った

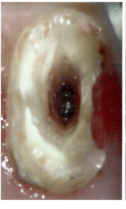
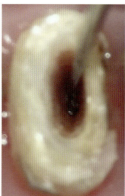
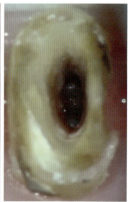

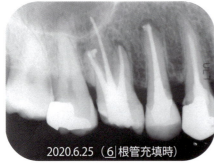
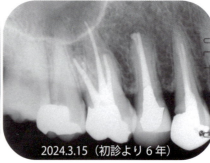
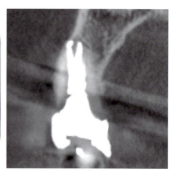

図 23-4　その後，6| の感染根管処置を行い，6年経過後の現在も経過は良好である．5| の根尖部付近で分岐した2根管には緊密な根管充填が行えている

122

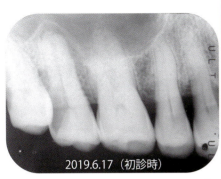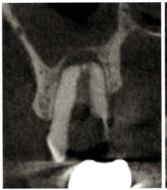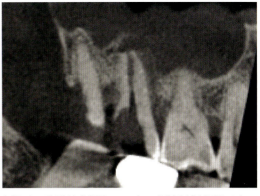

図 24-1　73歳，男性．右上の奥歯がうずく．7̄| に髄室に到達するう蝕を認め，歯髄は失活していた．根管は単根管で容易に根尖までファイルを穿通できたが排膿が止まらなかった．Hファイルによる円周ファイリング中に不意にファイルがスポッとはまる感覚があり，CTを撮影した．このケースでも根尖付近で2根管に分岐していることが分かった

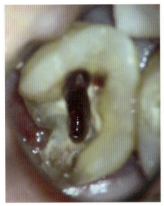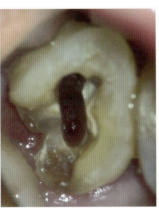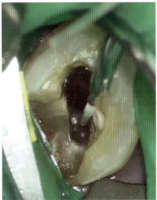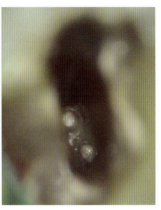

図 24-2　肉眼では確認することが不可能な部位であるため，マイクロスコープ下でエンド用超音波チップを用いて根管の入口を拡大した．このことにより分岐根管に手用ファイルを狙って挿入できるようになった．Er:YAGレーザーによる根管洗浄を行った後の根充前の状態．根尖部の2根管を確認できる

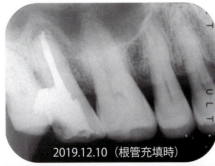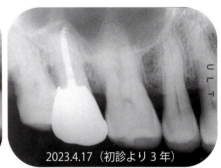

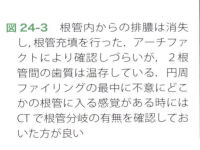

図 24-3　根管内からの排膿は消失し，根管充填を行った．アーチファクトにより確認しづらいが，2根管間の歯質は温存している．円周ファイリングの最中に不意にどこかの根管に入る感覚がある時にはCTで根管分岐の有無を確認しておいた方が良い

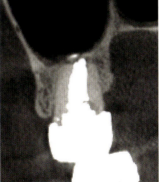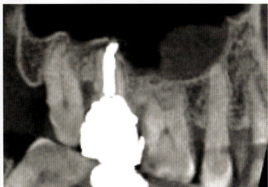

3章 症状が改善しない場合にチェックするポイント

充の確認のデンタルエックス線撮影は偏心撮影も併せて行い，分岐した根管にも根充材がしっかりと充填されているかどうかを確認した方が良い．

　分岐した根管が彎曲しながら根尖部で合流するVertucci分類のType ⅡやType Ⅲの合流部には中州状の歯質直下にアンダーカットができるため，物理的にファイルでは清掃できない（**図25**）．根管内に残留した洗浄液をサクションで吸引する際に，1つの根管を吸引しただけで全根管が乾燥できるようなら，根尖部で交通していると判断できる．抜髄根管の場合はこの部分を取り残したとしても根尖部さえ緊密にシールできれば問題を起こさない可能性が高いが，感染根管となると話が違ってくる．GPリムーバースピアなどを用いても機械的清掃に限界がある場合には，化学的清掃に頼らざるを得ない．2章で紹介したEr:YAGレーザーやEDDYを用いて洗浄液を根管内全体に行きわたるよう還流させることが重要である（**図26, 27**）．合流部のアンダーカット部には起炎因子やGPだけでなく，根管貼薬に用いた水酸化カルシウム製剤も残留しやすいため，これらの根管洗浄法を用いて根充前に確実に除去を行っておく必要がある．

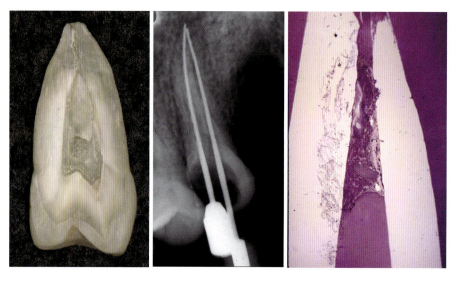

図25　根尖部で複根管が合流するタイプの歯においては，どれだけ頑張っても物理的にファイルによる機械的清掃ができない箇所が存在する．このことを補完するために徹底的な根管洗浄が必須となる
（下川公一，倉富覚，「長期経過症例から紐解く根尖病変と骨縁下欠損」クインテッセンス出版）

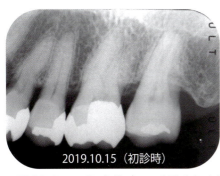 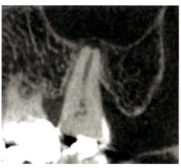 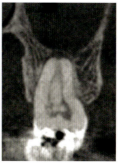 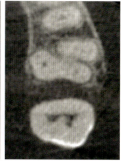

図26-1 64歳，女性．⎿7 の自発痛と咬合痛を主訴に来院．歯髄は失活していた．頰側根管は2根管が融合して1根管となっており，根尖部で口蓋根管と合流する根管形態だった

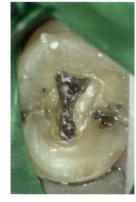 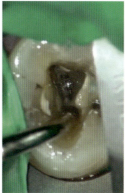 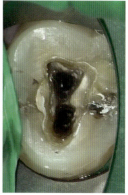

図26-2 複根管の合流部はファイルによる拡大が不完全になりやすい．ＧＰリムーバースピアーなどを用いても上部歯質に規制されるため，機械的拡大に限界があると言わざるを得ない．Er:YAGレーザーを用いたレーザー活性化洗浄（LAI）によって徹底的な根管洗浄を行った．驚くほどの根管内起炎因子が溢れ出てきた．なお，LAIは適応外使用であることをことわっておく

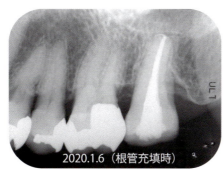 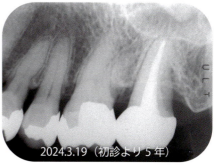

図26-3 LAIにより症状が消失したため根管充填を行った．徹底的な機械的清掃と化学的清掃を行ったことで炎症が消退し，現在は問題なく機能している

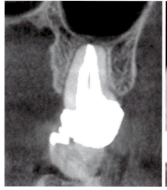 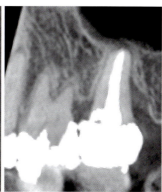

図26-4 デンタルエックス線画像では根尖病変の改善を確認しづらかったため，CTを撮影．根尖部歯周組織に異常はなく，上顎洞の含気性も回復している

3章 症状が改善しない場合にチェックするポイント

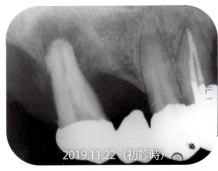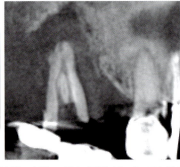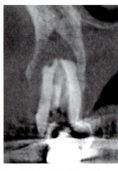

図 27-1　66歳，男性．7┘の咬合痛を主訴に来院．根尖部近くにまで及ぶ歯周ポケットが存在し保存は難しいことを説明したが，患者さんは保存を強く希望された．症状が出たら即抜歯することを条件に根管治療を開始した

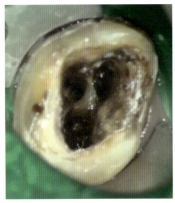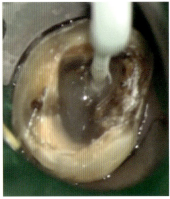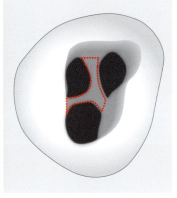

図 27-2　3根管の根管口はそれぞれ独立して存在していたが，すべての根管が根尖部で合流する形態であった．3根管を隔てる梁構造を温存し，ソニック洗浄法を用いて徹底的な根管洗浄を行った

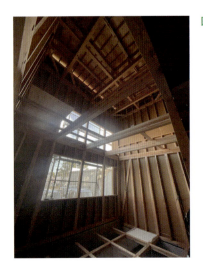

図 27-3　建築物にたとえるなら，歯根は柱であり根管を隔てる歯質は梁である．この部分を削合すれば器具の操作性は格段に上がるが，強度的に著しく低下すると思われるため，可及的な温存に努めたい（写真提供：簾工務店（北九州市））

図 27-4　根管充填を行い，TEKを装着して咬合痛が消失したことを確認し，補綴修復を行った

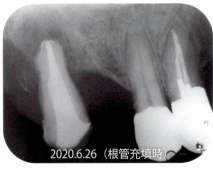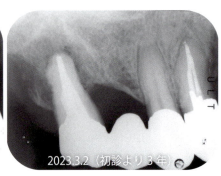

5 根尖部フェネストレーションはないか？

　モンゴロイドである日本人はコーカソイドに比べて歯槽骨の幅径が小さいことが知られているが，加えて上顎の頬側支持骨は紙のように薄いことがほとんどである．そのため，歯の植立方向によっては根尖部だけが骨のハウジングから突出した状態になっていることがある（図28）．いわゆる根尖部フェネストレーションとよばれる状態であるが，特に上顎犬歯が好発部位であり，日本人の約3割に認められたとする教科書もある[3]．審美的な歯列の基準の1つに歯軸方向があり，歯冠が若干内側に向いている状態が理想とされている．おそらく発信元は欧米であると思われるが，モンゴロイドでは要注意の歯軸であり，そのような植立方向の歯は歯根が頬側を向くため根尖部フェネストレーションを生じている可能性がある（図29）．フェネストレーション部の歯根膜と骨膜の関係は不明であるが，生活歯の場合にはこの状態でも何ら症状はないのが普通である．しかし，抜髄した瞬間から強い根尖部圧痛や自発痛を訴えることがある．根充後に強い痛みが続く場合も同様であるが，根管内の状態に問題がないのに上記の訴えが続くようであれば，根尖部フェネストレーションを疑ってCTによる確認をした方が良い．根尖部フェネストレーションを呈している状態では歯根端切除術を行い，切除後の根尖が歯槽骨のハウジング内に収まるようにしなければ症状が改善しないことが多く，延々と根管治療を行っても不評を買うだけである（図30）．なお，根尖部フェネストレーションは上顎犬歯だけでなく上顎前歯部から上顎第一大臼歯の範囲まで認められることがあることと，必ずしも強い症状が出るとは限らないことを付け加えておく（図31）．

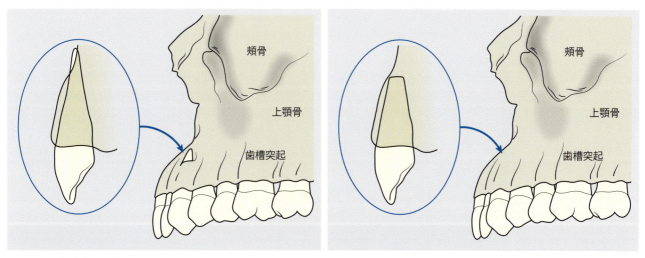

図28　根尖部フェネストレーションを呈している場合には，生活歯髄の状態では無症状であるが，抜髄した瞬間から著しい根尖部の圧痛を訴えることがある．この症状は，根管内起炎因子の有無に関係なく生じるため，歯根端切除術を行って切断後の根尖部を歯槽骨のハウジング内に収めなければ，改善されないことが多い（「ゼロから見直す根尖病変」をもとに作成）

3章 症状が改善しない場合にチェックするポイント

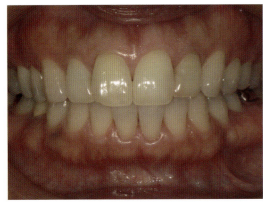

図29-1 審美的要件の1つである歯軸の方向は若干内側を向いており，ほぼ理想的な歯列を有している

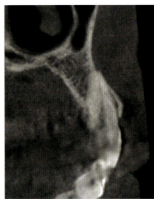
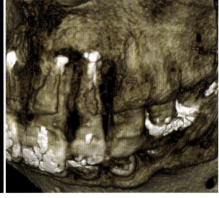

図29-2 しかし，|3 の根尖は歯槽骨のハウジングに収まっておらず，根尖部フェネストレーションの状態を呈している．このような歯に歯内療法を行う際には，患者さんへの事前説明を徹底しておいた方が良い

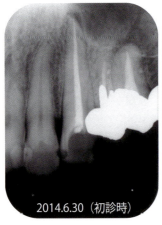
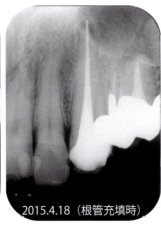

図30-1 54歳，女性．|3 部の自発痛と強い根尖部圧痛を主訴に来院．前医にて |3 の根管充填を行ったばかりだが，持続的な疼痛があるとのこと．根管治療を開始し，症状は緩解したものの完全には消失しなかった．根管内起炎因子は可能な限り除去できていると判断し，歯根端切除術を視野に入れて根管充填を行った

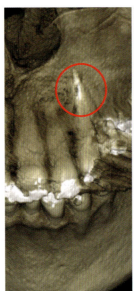
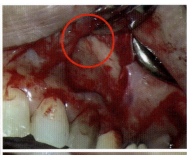
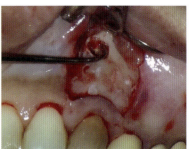
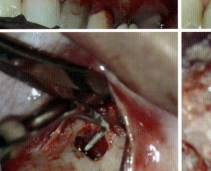
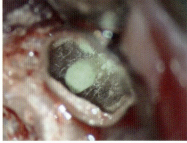

図30-2 根管充填後も根尖部圧痛は消失せず，CT撮影を行ったところ，|3 は根尖部フェネストレーションを呈していることが分かった．全層弁を翻転し，骨窩洞を形成して歯根端切除を行った．この場合の歯根端の切除量は一般的に言われている3mmではなく，切除後の根尖が歯槽骨のハウジングに収まる長さとした．逆根管充填にはMTAセメントを用いた．なお，逆根管充填に同材料を用いることは適応外使用であることをことわっておく

図 30-3 １週間後の抜糸時には術前の強い痛みがほぼ消失したと言われ，驚かされた．歯根端は歯槽骨のハウジングにきれいに収まった状態となっている

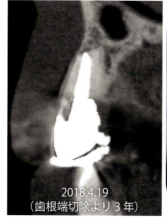
2018.4.19
（歯根端切除より 3 年）

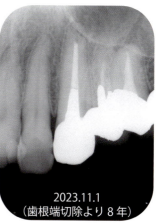
2023.11.1
（歯根端切除より 8 年）

図 31-1 75 歳，男性．4̲|の咬合痛と冷水痛を主訴に来院．パラファンクションによる一時的な疼痛と診断し咬合調整を行ったが，3 か月後に口蓋咬頭を含む歯質が大きく破折．歯髄が失活し，頰側にサイナストラクトを認めた

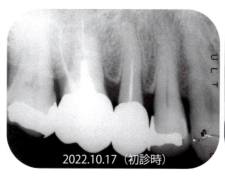
2022.10.17（初診時）

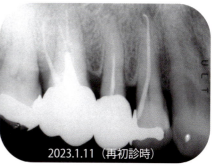
2023.1.11（再初診時）

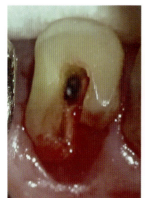
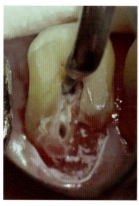
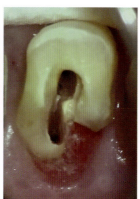
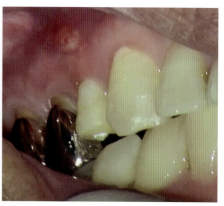

図 31-2 2 根管の拡大を行い，根管内の起炎因子はほぼ除去できたと感じていたが，サイナストラクトが消失しない状況が続いた

3章 症状が改善しない場合にチェックするポイント

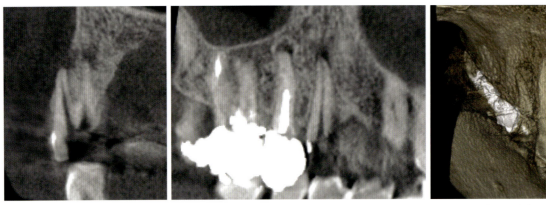

図 31-3　CTを撮影したところ，4⌋頬側根は根尖部フェネストレーションを呈していた．口蓋側の破折は骨縁付近にまで及んでいたため，外科的挺出を兼ねて意図的再植術を行うこととした

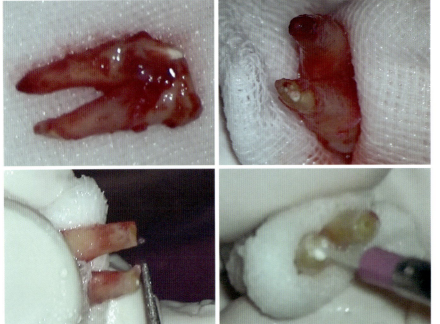

図 31-4　抜歯した 4⌋頬側根の根尖部歯根膜は欠落しているように見える．2根の歯根端を約3mm切除した．逆根管充填窩洞を形成し，スーパーボンドにて逆根管充填を行った．口蓋側の歯質が歯肉と同縁になるよう完全には抜歯窩に戻さず，挺出した状態となる位置で固定した

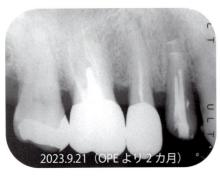 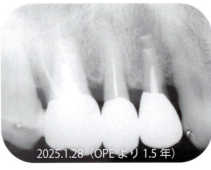

図 31-5　サイナストラクトと根尖部圧痛が消失し，補綴処置を行った．経過が短いため，根尖部と透過像が正常像となるまでは経過観察を行っていくつもりである

6 根尖孔外のバイオフィルムの可能性はないか？

　一般的に根管内細菌は歯冠側から侵入し根尖方向へ増殖していくが，宿主の免疫担当細胞が根尖孔付近でこれらと対峙し，細菌の生体内への侵入を阻止するのが原則である．しかし，根管内細菌は高確率にバイオフィルム形態で存在しているとされ，そのためか免疫担当細胞の攻撃を免れて根尖孔外にまで増殖する場合がある．Ricucciらは6％の割合で根尖孔外のバイオフィルム感染を認めたと報告している[4]が，当然ながらファイルによる根尖孔外の清掃は不可能であるため，その場合は難治性となることが予想される．根尖孔外のバイオフィルムを除去するためには，根尖孔外の歯根表面に触れることのできる器具を使用する以外なく，GPリムーバースピアーやOKマイクロエキスカなどが有効である（図32）．これは，いわゆるオーバーインスツルメンテーションと言われる操作であり，学会的には推奨されない行為であろう．その理由の1つに"生理学的根尖孔を故意に破壊する"ことが挙げられているが，2章のアピカルストップの項でも述べたが"根尖孔を壊しているわけではなく，根尖孔は既に壊れている"のであり，感染根管処置においてはそのことを危惧する必要はない．筆者はこれまでにオーバーインスツルメンテーションによる劇的な症状の改善を幾度となく経験してきた．1つ難を言えば，GPが突出してしまうことがあり，もともとアピカルシートの形成が困難な著しい歯根吸収歯に用いることが多いことも関係している（図33）．オーバーフィリングとなった場合，一般に予後が悪いとされているが果たしてそうであろう

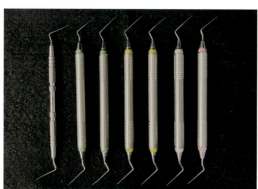

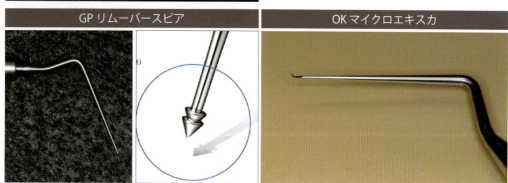

図32　GPリムーバースピアー（左端）とOKマイクロエキスカ．ＧＰリムーバースピアーの先端は銛の形をしており，ハンドインスツルメントにHファイルの先端だけがついていると思ってもらったらよいだろう．根尖孔外に銛の部分を突出させ，根尖孔付近の歯質に引っ掛けてファイリングを行うイメージである

3章 症状が改善しない場合にチェックするポイント

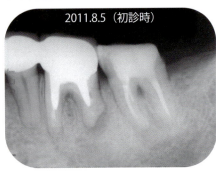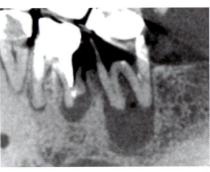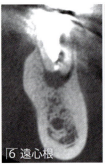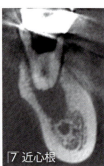

図 33-1　43歳，男性．左下の腫脹を主訴に来院．デンタルエックス線画像では 6̄ の遠心根が原因根のように思えたが，打診痛は 7̄ の方が明らかに顕著であったため 7̄ の根管治療を開始．根尖孔から多量の排膿を認め，症状が落ち着いたところで CT を撮影した．デンタルエックス線画像からは想像できないような骨吸収像がわかり，大変驚かされた

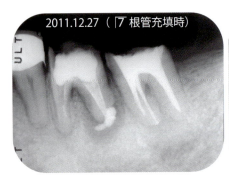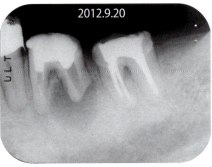

図 33-2　7̄ の根管充填を行った後に 6̄ の根管治療を開始した．6̄ の透過像は初診時よりも増大している．6̄ 遠心根根尖の歯根吸収が著しく，根尖孔は開大していた

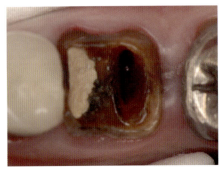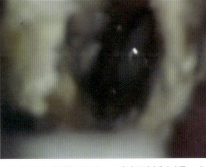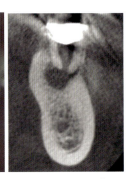

図 33-3　仮封をしては急性発作で来院ということを繰り返し，歯根破折を疑ったがマイクロスコープ下でもクラックを認めなかった．CT を再撮影し GP の残留もないことを確認した．最後の切り札として G P リムーバースピアーを用い，オーバーインスツルメンテーションを行ったところ，魔法のように排膿が止まった

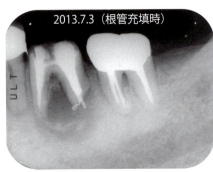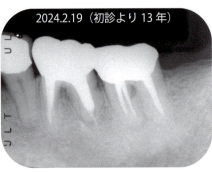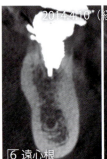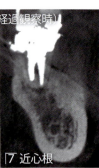

図 33-4　もともと根尖孔が著しく開大していたため，#140 のサイズまで拡大しており，根管充填時に GP が根尖孔外に突出してしまった．しかし，疼痛もなく緊密な根管充填となっていたため，そのまま経過観察を行うこととした．13年後の状態では問題を起こしていない．CT 画像においても 6̄7̄ ともに骨梁の回復を認める

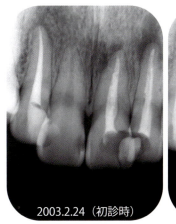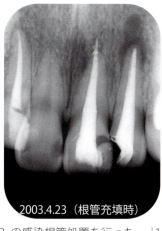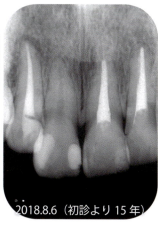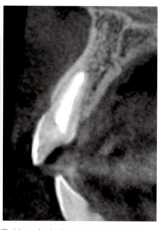

図 34-1　26歳，女性．1│2 の感染根管処置を行った．1│ の根管充填に際して GP を根尖孔外に突出させるミスを犯してしまったが，疼痛がなく緊密な根管充填ができていたため経過観察とした．15 年後には突出した GP は吸収され，根尖孔にはセメント質が添加されているように見える

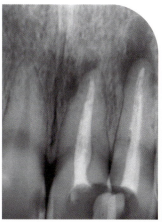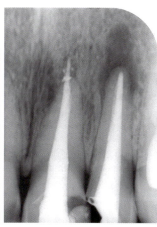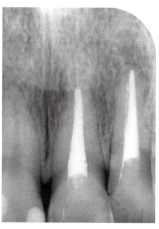

図 34-2　1│ 根尖部拡大像．根管内起炎因子を減少させ緊密な根管充填を行ったことで炎症が消退し，さらに「炎症のない状態ではセメント質は一生にわたって添加され続ける」という生体の法則が働いたと考えられる．15 年後の状態でこの患者さんが初めて来院されたとしてもオーバーフィリングだったことを想像することは難しい．「良好な経過の失活歯にはアンダー根充がなされている」となるだろう

か？　図 34 の症例は筆者のミスでオーバーフィリングとなってしまったケースであるが，15 年後には根尖部にセメント質が添加された結果，あたかもアンダー根充を行ったように見える．対して図 35 のケースは，もともとアンダー根充であったものが 10 年後には根尖病変のために炎症性歯根吸収が進行し，その結果あたかもオーバー根充が行われたように見える．このような場合には，根尖から突出した GP 表面にバイオフィルムの形成が認められるだろう[5]．以上のように根充時の状態と経年的な状態が必ずしも一致するわけではなく，縦断的調査によってのみ評価ができるものである．また，繰り返しになるがエックス線画像には垂直的な GP の到達度を表されているだけで，水平的な根管拡大の質までは担保されていない．水平的な拡大不足を認めるケースにおいては，本質的な問題はその点にあり，GP が突出していようといまいと炎症が起こる（図 36）．

3章 症状が改善しない場合にチェックするポイント

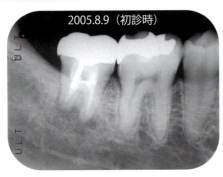
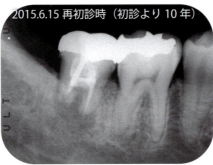

図35-1 38歳,女性.初診時のスクリーニングで 7] の根尖病変を指摘したが,症状がなかったため患者さんは経過観察を希望された.近心根には理想的なアンダー根充がなされている.10年後に急化Perで来院された際には炎症性歯根吸収が進行していた

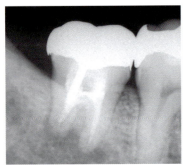
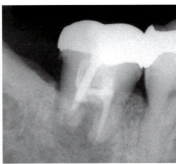
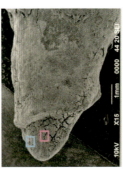

図35-2 7] 根尖部拡大像.10年間で歯根吸収が進行しGPだけが取り残された結果,近心根にはあたかもオーバー根充がなされたかのようにみえる.根尖から突出したGP表面には,おそらくバイオフィルム形成を認めるであろう.また,この状態で初めて来院されたなら「やはりオーバー根充がなされた失活歯の経過は不良である」と考えるだろう(右:「根尖病変」ヒョーロンパブリッシャーズより)

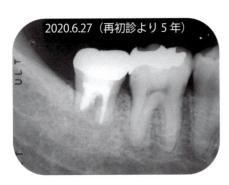

図35-3 再根管治療を行って5年後の状態では,炎症性歯根吸収の進行は停止したようである

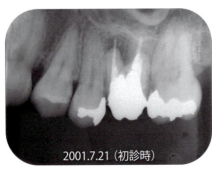
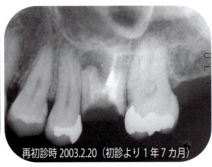
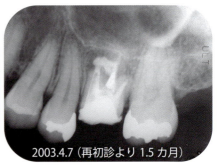

図36-1 25歳,女性.左上臼歯部のサイナストラクトを主訴に来院.|6 近心根に根尖病変を認め,オーバー根充がなされている.GPを除去後に途中中断.治療再開後もサイナストラクトが消失しなかった

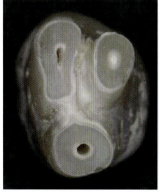
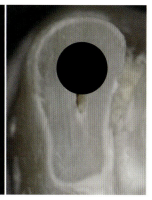

図 36-2　もともと#80のファイルが簡単に穿通できるほど近心頬側根の歯根吸収が進行していた．著しい歯根吸収を想定し，第一大臼歯の根尖部をカットした抜去歯の写真を示す．近心頬側根は扁平で，根管は歯根外形と相似形であるが，前医によって円い拡大がなされていた．拡大サイズをあげるのではなく，フィン形態となっている部分を拡大することに重点を置いた

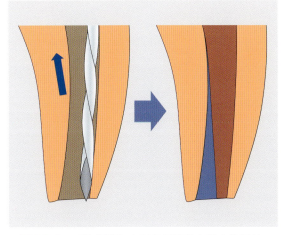

図 36-3　感染根管における垂直的な拡大位置は歯根膜と接する APEX であるが，その位置からファイリングを行ってもファイルは斜め上方の歯質にしか接触できないことになる．著しい歯根吸収歯では根尖孔の形態が点状ではなく楕円形へと変化しており，青い部分の起炎因子を取り残してしまうことになる

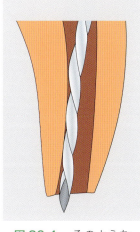

図 36-4　そのような場合には，オーバーインスツルメンテーションを行うことでしか残存している起炎因子を除去できない．SS ファイルの特性を活かし，ファイルをしならせながらファイルの先端で根尖孔を水平的に拡大していくイメージである

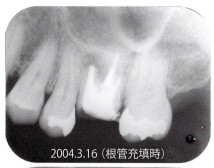
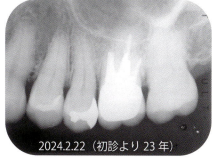

図 36-5　オーバーインスツルメンテーションを行ったことでサイナストラクトが消失したため，根管充填を行った．23 年後では上顎洞底線も明確となり，根尖部歯周組織に全く異常は認められない

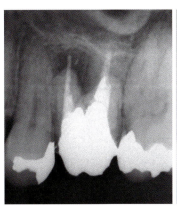
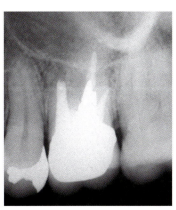

図 36-6　|6 根尖部拡大像．近心頬側根の最終拡大サイズは#90であり，元々のサイズから大きく拡大をしていない．小さなサイズのHファイルを用い，主に水平的拡大不足を認める頬舌方向に拡大を行った．デンタルエックス線画像で太く拡大しているように見えるのは頬舌的にしっかりと拡大ができている証である

3章 症状が改善しない場合にチェックするポイント

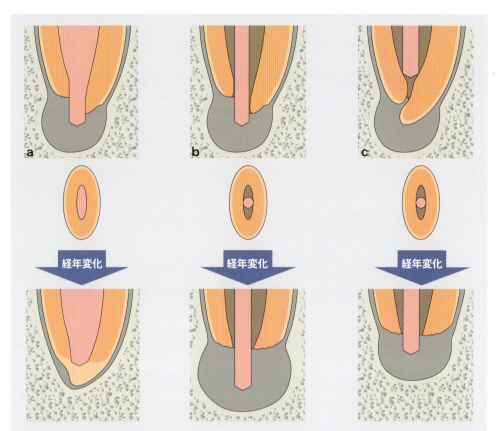

図37 垂直的な根充位置によって一概に良否の判定はできない
a: GPが突出しオーバー根充となっていても，水平的に充分な拡大がされている場合には炎症が消退し，経年的にセメント質の添加が起こると考えられる
b: エックス線的に同じように見えるオーバー根充でも，エックス線画像の盲点である水平的拡大不足があれば，根尖病変を発症するだろう
c: 教科書的に理想とされているアンダー根充の位置であっても，水平的拡大不足があれば経年的に歯根吸収が進行し，あたかもオーバー根充がなされたように見えるかもしれない

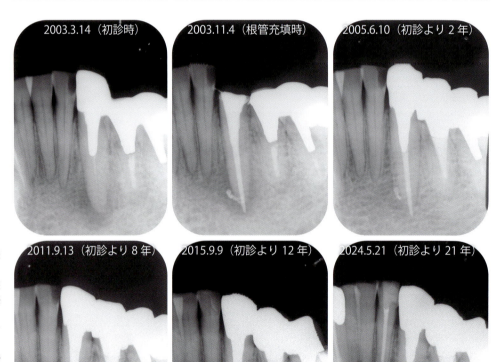

図38 突出したGPの経年的変化.
60歳，女性. 3̄ 根尖部圧痛を主訴に来院．感染根管処置を行ったが，GPを根尖孔外に突出させてしまった．8年後，12年後には突出したGPが経時的に吸収され，徐々に細くなっている．21年後にはGPはほぼ消失し，根尖部歯周組織は完全な正常像を呈している

"炎症のない状態ではセメント質は生涯にわたって添加され続け，炎症のある状態では歯根吸収が生じる"という生体の原則を考えれば，ひとくちにオーバーフィリングの予後が悪いと結論付けられるものではなく，それよりもむしろ根管拡大の質によって予後に違いが出ると考えられる（図37）．決してGPを突出させることを推奨しているわけではないが，根尖孔に栓をするという意味でこれ以上緊密な状態はないともいえる．オーバーフィリングを恐れて拡大不足を招くよりも，垂直的・水平的にしっかりと根管拡大を行い，起炎因子を徹底的に除去することを優先すべきである（図38）．なお，根尖と下顎管が近接しているケースがあるため，オーバーインスツルメンテーションを行う際には **CTによる解剖学的位置関係を必ず把握しておかねばならない**（図39）．根管内からのアプローチが奏功しない場合には外科的歯内療法に移行するが，"あらゆることをやり尽くした結果，やむを得ず"ということが大前提であり，決して安易に行われるべきではないと考える．筆者の臨床では根管内からのアプローチの"最後の希望"がオーバーインスツルメンテーションであり，これを行ってもなお症状が改善しない場合に外科的歯内療法に移行する．

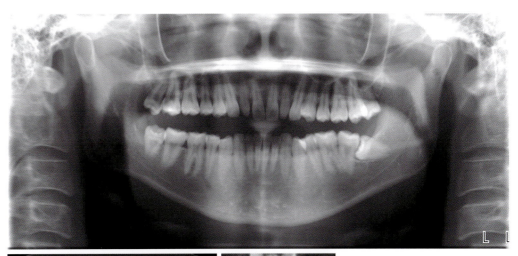

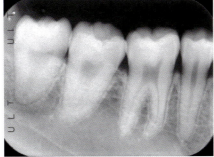
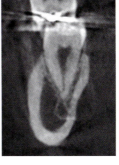

図39 23歳，女性．8̲の抜歯希望で来院．デンタルおよびパノラマエックス線画像では7̲の根尖と下顎管はさほど近接していないように見える．しかし，CT画像では7̲の根尖直下に下顎管が走行していることが分かる．このような歯にオーバーインスツルメンテーションを行えば，どのような結果を招くかは言うまでもないだろう

7 歯根嚢胞の可能性はないか？

　歯根嚢胞は慢性根尖性歯周組織炎の一病態であり，上皮層，幼若肉芽層，線維性結合組織層からなる嚢胞壁の存在が他の病態と一線を画す（図40）．エックス線画像では境界明瞭な透過像を呈することが多いが，1章で述べたように皮質骨の厚みと病変との位置関係によって透過像の見え方はさまざまであり，画像診断により歯根嚢胞と診断することは不可能である．確定診断は外科的に摘出した組織の病理組織診断によってのみ行えることになる．歯根嚢胞は難治性となることが多いが，原因は嚢胞壁上皮層の存在にあり，これを破壊できれば治癒の確率が高くなると考えられてきた．その1つの方法として強アルカリである水酸化カルシウム製剤の効果に期待することがあるが，嚢胞腔内に水酸化カルシウム製剤を強圧で押し出すことは重篤な医療事故に繋がるため，間違ってもシリンジを根尖部に当てた状態で押し出したりしてはならない．下顎管や上顎洞などが関与しない部位においては若干の逸出は許容されるかもしれないが，いずれにせよCTによる解剖学的位置関係の確認は必須である．根管内からのアプローチのみで非外科的に治癒した場合には歯根嚢胞であったと言い切れず，もどかしさが残るものの，外科処置を行わなくて済むメリットは大きい．しかし，治癒までに時間がかかり過ぎることが問題である（図41）．また，慢性根尖性歯周組織炎は図42のような三態で安定化しており，根管内細菌叢と宿主の免疫抵抗力とのバランスの変化によって慢性・急性の状態を繰り返しながら，相互に病態を移行させ増大していく[6]．歯根嚢胞の急性発作時には嚢胞壁上皮の連続性が失われている可能性が高く，歯槽膿瘍に転じてい

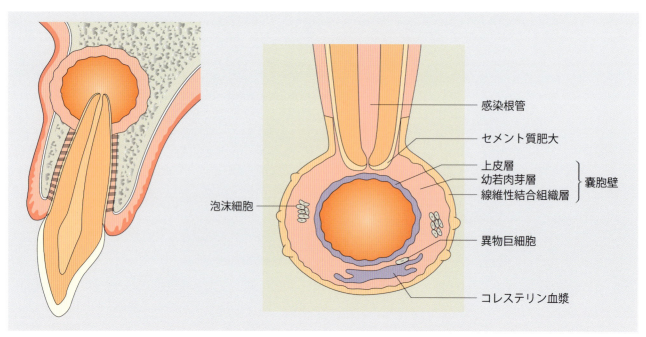

図40　嚢胞壁の上皮層は生体の防御反応の結果でありながら，その存在が治癒を阻む原因になると考えられてきた．そのような意味で，歯根嚢胞の急性発作時には嚢胞壁上皮の連続性が失われている可能性が高く，治癒に導く絶好の機会ともいえる

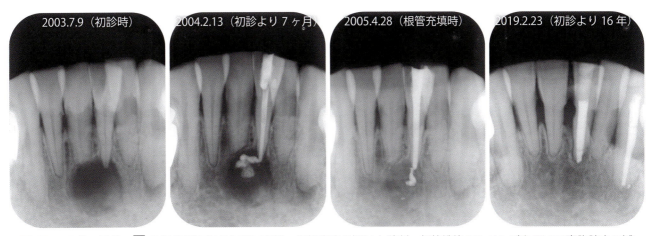

図41 30歳，男性．|1 の根尖部圧痛を主訴に来院．歯根嚢胞の疑いと診断．根管洗浄用シリンジを用いて嚢胞腔内の減圧を積極的に図り，水酸化カルシウム製剤による上皮層の破壊を試みた．根管内からのアプローチのみで良好な結果が得られたが，非常に期間と回数がかかってしまっている

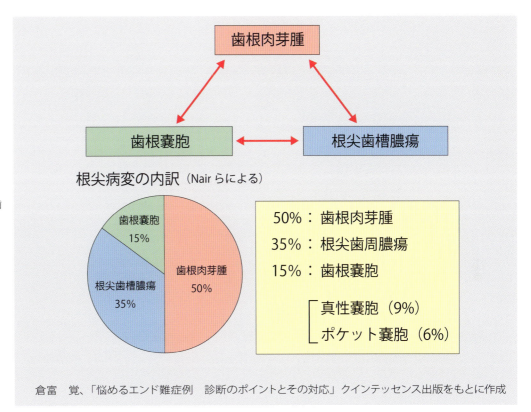

図42 慢性根尖性歯周組織炎の三態と根尖病変の内訳
Nairらは根尖病変を有する256本の歯の病理組織観察を行い，その内訳として，上記のように報告している．慢性根尖性歯周組織炎の三態は，明確に区別できない移行期のものもあるという

るこの時期は歯内療法により治癒に導く千載一遇の好機だと言える．ただ，歯根嚢胞の場合は必ずしも根管治療が奏功するとは限らず，オーバーインスツルメンテーションやEr:YAGレーザーによる根管洗浄などのあらゆる手段を講じても改善が認められない時には，外科的歯内療法に移行する（図43，図44）．以前は根管内からのアプローチで治癒に導くことに固執し際限なく時間をかけていたが，その反省から現在では根管内からのアプローチに専念する期間は約6か月間を目処とするように考えが変わった．しかし，基本的に根管内からのアプローチだけで治したいという考えに変わりはない．

3章 症状が改善しない場合にチェックするポイント

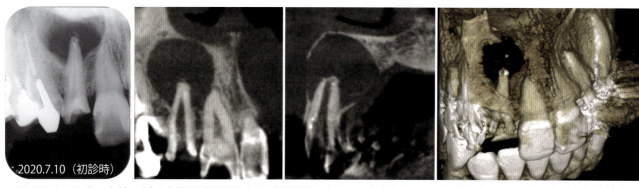

図43-1　38歳，女性．|2 の根管治療を開始したが排膿が止まらないと他院から紹介．前医によってしっかりと根管拡大が行われていた．デンタルエックス線画像，CT画像ともに歯根嚢胞を疑う所見であった

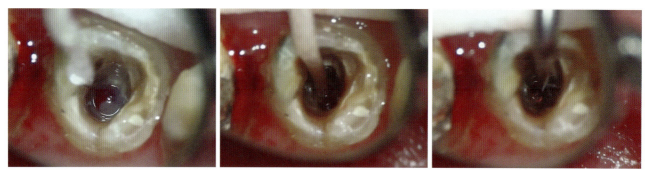

図43-2　積極的に減圧を図るために洗浄用シリンジの先端を嚢胞腔内に位置づけ，吸引を繰り返した．並行して根管拡大も行っている

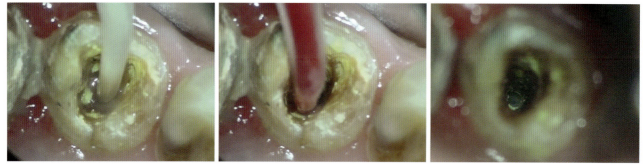

図43-3　上皮層の破壊を期待して水酸化カルシウム製剤を貼薬した．嚢胞腔内の内容液は粘稠性の高い白色の性状から血液が混ざった漿液性の性状に変化していった．しばらくして根管内から全く排膿を認めなくなったにもかかわらず，サイナストラクトは消失しなかった

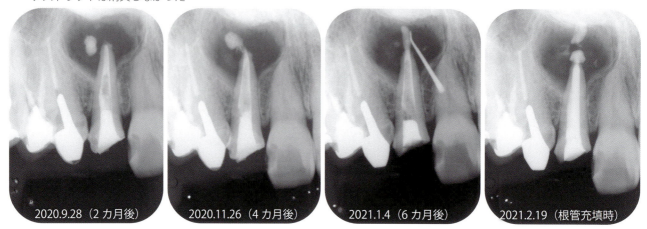

図43-4　約6カ月間にわたって根管治療を行ったが，エックス線透過像も縮小する気配が全く見られなかったため，歯根端切除術を前提にバイオセラミックス系シーラー（キャナルシーラーBG：日本歯科薬品）とGPを用いて根管充填を行った

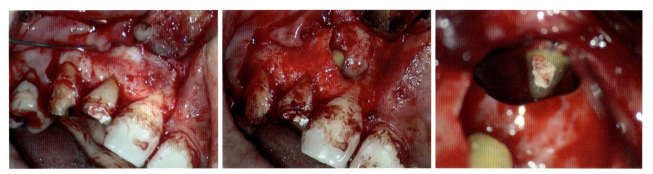

図 43-5　歯肉弁を翻転し根尖部の肉芽組織を一塊として除去すると，非常に大きな骨吸収を認めた．歯根端切除前の根尖の状態．根尖孔まで緊密な根管充填が行われていることを確認した

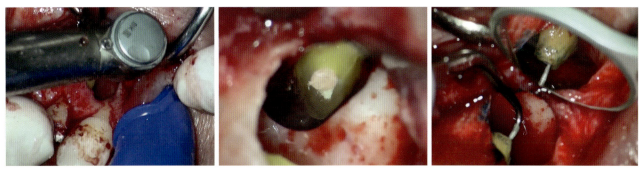

図 43-6　歯軸の長軸方向に直角となるよう，＃1557 のバーを用いて歯根端を切除した．切断面にクラックや側枝がないことを確認し，レトロチップを用いて逆根管充填窩洞を形成した

図 43-7　逆根管充填にはキャナルシーラー BG multi（日本歯科薬品）を用いた．根管充填に用いたシーラーに専用パウダーを練和することによりパテ状となるため，非常に操作性が良い．なお，逆根管充填に同材料を用いることは適応外使用であることをことわっておく．右は一塊として摘出した根尖部の炎症性肉芽組織

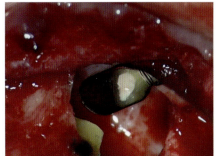
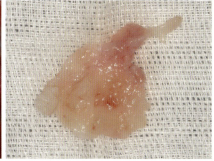

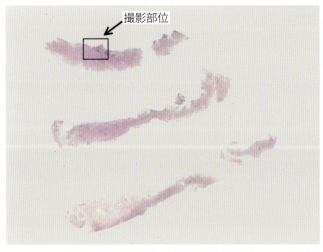
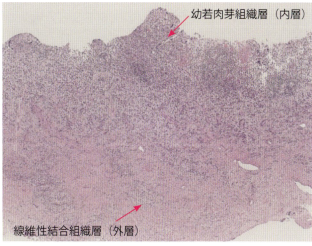

図 43-8　摘出した肉芽組織の病理組織検査をお願いしたところ，歯根嚢胞と診断された

3章 症状が改善しない場合にチェックするポイント

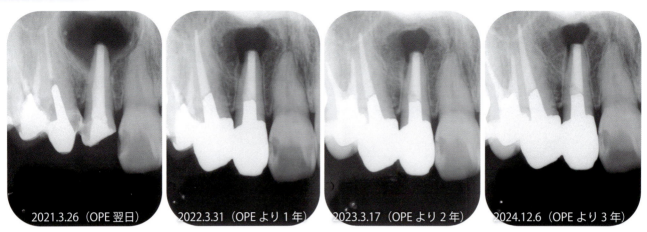

図 43-9　OPE後まもなくサイナストラクトが消失し，補綴処置を行った．透過像は縮小傾向にあるが正常像とは程遠い．骨補填剤を使用していないため，歯肉成分が骨窩洞に入り込んでいる可能性もある．何ら問題なく機能しているが，今後も経過観察を続けていきたい

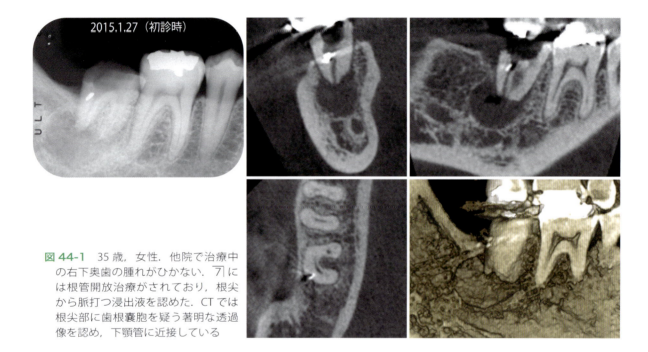

図 44-1　35歳，女性．他院で治療中の右下奥歯の腫れがひかない．$\overline{7}$ には根管開放治療がされており，根尖から脈打つ浸出液を認めた．CTでは根尖部に歯根嚢胞を疑う著明な透過像を認め，下顎管に近接している

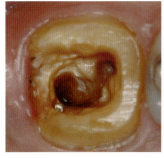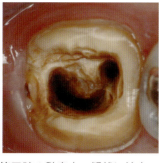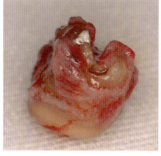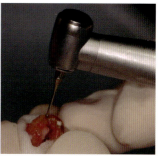

図 44-2　初診時と最終拡大終了時の髄室内．樋状に拡大することで浸出液を認めなくなったため，根管充填の準備に入った．根充予定回に最終ファイルの試適を行うと根尖孔から多量の排膿を認めた．それまで既に 6 か月の治療期間を要しており，患者さんも筆者も完全に心が折れた．原因根ではない近心根のみ根管充填を行い，意図的再植術に移行することにした

図 44-3　抜歯を行い，逆根管充填窩洞を形成しスーパーボンド（サンメディカル）を用いて逆根管充填を行った．歯根膜に直接触れないことと乾燥させないことに注意を払い，生理食塩水を含ませたガーゼでくるみ処置を行っている

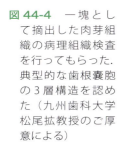

図 44-4　一塊として摘出した肉芽組織の病理組織検査を行ってもらった．典型的な歯根囊胞の 3 層構造を認めた（九州歯科大学松尾拡教授のご厚意による）

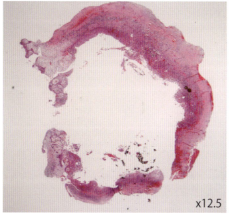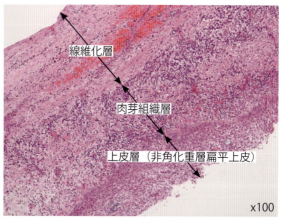

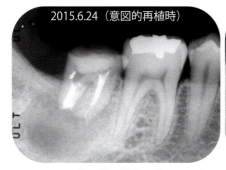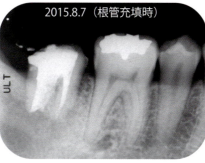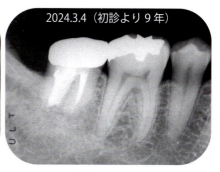

図 44-5　意図的再植後，約 1 か月経過した時点で樋状の遠心根の根管充填を行った．根尖部はスーパーボンドで充填しているため，根管中央部から上部のみの根管充填である．9 年後，根尖部歯周組織は正常像を呈している

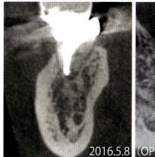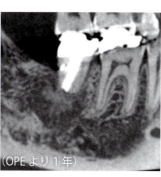

図 44-6　術後 1 年経過時の CT 像でも，すでに骨梁の回復を認める

Check Point

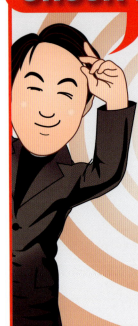

☑ ガッタパーチャポイントは完全に除去できているか？

根管内に残留したGPはバイオフィルムの培地となっている可能性があり，GPが残存している状態では全根管内壁にファイルを接触できない．拡大視野下で根管内にGPが残っていないかを確認しておく必要がある．エンド用超音波ファイルやGPリムーバースピアーなどを用いることで正確かつ効率的にGPを除去できる．

☑ 根管を円く形成していないか？

ほぼ全ての根管の水平断面は円形ではなく，頬舌的に長い楕円形やひょうたん型を呈している．円い拡大となっている場合にはファイリングを主体とする根管拡大を行うことで根管外形に相似形となるように仕上げていく．特にイスムスやフィンが存在する部位では常にこのことを念頭に置き，水平的な拡大不足を生じていないことを確認する．

☑ 未処置根管はないか？

根管口フレアの形成が終了し根管拡大がある程度進んだ時点で，ファイルを挿入したまま一度咬合面から俯瞰してみよう．どちらかに偏位することなく歯根の中央に真っ直ぐに植立しているだろうか？ファイルが偏っていたり，斜めにしか植立しない場合にはエンド三角の除去が不十分であるか未処置根管が存在する可能性が高い．未処置根管が疑われる場合にはCTによる確認を行った方が良い．

☑ 分岐・合流はどうなっているか？

根管治療による生体の反応が悪いケースでは，根管が複雑に分岐・合流していることがあり，このような場合もCTで根管の走行を確認した方が良い．ケースによっては根管内の歯質や根管間の隔壁を削合しなければ，起炎因子の除去を図れないこともある．必要最小限の歯質の削合で最大の効果を得られるよう，常に歯質を温存することを念頭に置いて慎重に決定する．ソニック洗浄，LAIなどを併用する．

☑ 根尖部フェネストレーションはないか？

上顎前歯部から大臼歯部において，根管内清掃に問題はないと思われるにも関らず根尖部圧痛などが改善されない場合には，根尖部フェネストレーションを疑ってみる．歯根端切除術の適応であることが多い．

☑ 根尖孔外のバイオフィルムの可能性はないか？

　著しい歯根吸収歯などでは，根尖孔外に起炎因子が存在している場合がある．オーバーインスツルメンテーションを行うことにより，劇的に症状の改善を図れることも多い．ただし，根尖孔と下顎管などの解剖学的位置関係を3次元的に把握しておくことは必須である．

☑ 歯根嚢胞の可能性はないか？

　歯根嚢胞そのものが病巣であるため，根管内からのアプローチのみで必ずしも改善が図れるわけではない．歯根嚢胞が疑われるケースでは，歯内療法開始時に外科的歯内療法の可能性を患者さんへ説明しておいた方が無難である．歯根端切除術と意図的再植術のスキルを身につけておく．

参考文献

1）前田英史．根管貼薬における水酸化カルシウムの応用について．日歯内療誌 37(3)：137-143．2016．

2）Fan B, *et al*. C-Shaped Canal System in Mandibular Second Molars: Part II—Radiographic Features. *J Endod*. 2004; 30(12) 904-8.

3）安田英一，戸田忠夫 編．歯内治療学第2版．医歯薬出版．1998．

4）Ricucci D *et al*. Biofilms and apical periodontitis: study of prevalence and association with clinical and histopathologic findings. *J Endod*, 36(8), 2010.

5）木ノ本喜史 他「根尖病変」ヒョーロンパブリッシャーズ．2013．

6）Nair PN． New Perspective on Radicular Cyst: Do They Heal? *Int Endod J*. 1998; 31(3): 155-60

「名前の後ろの"、"」

　筆者の名前の後には「、」を付けている。尊敬する方にあやかって「まだまだ未完成であり，発展途上」という意味を込めており，その方の公認もいただいた[1]．年賀状などで「、」ではなく「。」を付けてくださる方がおられ，全く逆の意味になってしまっているが「コイツの名前の後には何かつけないといけなかったはず」と認識してもらっているだけで感謝である．

　字画を考えて名前を付けてくれた両親には少し申し訳ないと思っているが，終生研鑽を続ける決意として今後もつけるつもりである．

「縁を大切にしよう」

　一生のうち一体どのくらいの人と知り合いになるだろう．その場限りの出会いになってしまうのは，相性やお互いの忙しさのタイミングもあるだろう．

　しかし，末永く付き合える人と出会えるチャンスはそうそう巡っては来ず，その時には分からないものである．忙しい状況でもその出会いに感謝し，縁を大切にしておこう．それは同業者だけでなく，他業種，患者さん，スタッフ，家族などあらゆる人に対してである．

　良いご縁に恵まれ，運だけで今まで生きてきた筆者からの若い歯科医師に送るアドバイスである．

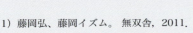

1) 藤岡弘、藤岡イズム。無双舎，2011．

4章
経過観察のポイント

4章　経過観察のポイント

　経験を積んでいけば，根管治療によって症状が改善し，満足のいく結果が得られる症例も増えてくるだろう．しかし，根管治療の成功率は100％ではないため，必ずうまくいかない症例がでてくる．その失敗症例からこそ学ぶべきことが多くあり，思ったような結果が得られなかった原因を追究し，同じミスをしないよう考察と練習を繰り返すことで歯科医師は成長していく．また，成功症例は自身にとっての揺るぎない evidence となり，自信を持たせてくれる．そのような意味で，治療後の長期経過観察の結果によって診断から始まる一連の治療の自己評価を行い，次の症例にフィードバックをしなければならない．行き当たりばったりの診断を繰り返し，治療をやりっぱなしで終わっている歯科医師は，医師ではなく単なる"歯を削る職人"に過ぎない．自分が行った診断と手技が正しかったのかを検討し考察することが最も重要であり，これを実践しなければ歯科医師としての本当の意味での経験値を蓄積できたことにはならず，歯科治療の面白さや奥深さを実感することもないだろう．**治癒の判定には診断時と同じく"下川の5項目"を用い，これらを満たすようになったか否かで判断する**が，CTでしか病態を把握できなかったケースではCTによる確認が必要である（図1）．

1　治療歯の病変は縮小しているか？

　感染根管処置が奏功すれば，根管充填時には既に根尖部エックス線透過像が縮小傾向にあることも珍しくない．しかし，たとえ縮小傾向を認めたとしても正常像にならない限り完全な治癒とは言えず，40℃あった高熱が37℃の微熱に下がっただけで，依然として平熱ではないのである（図2）．根管治療の大きな目的の1つは症状を改善することであるが，その状態が一時的なものではなく長期的に安定してはじめて治療は成功と呼べる（図3）．つまり，根管充填は根管治療のゴールではなく，長期経過観察のスタート地点に過ぎないのである．治療経過が良好である場合には，約90％の割合で治療後1年以内に何かしらの治癒の兆候を認めるという報告[1]があり，逆に言えば1年待って何も変化がない場合には治癒へ向かう可能性は低いと言える（図4）．歯内療法の治癒の判定には"下川の5項目"のうち，特に「鮮明な歯槽硬線と歯根膜腔が薄く均等な幅で認められる」ことと「鮮明かつ明瞭な歯槽骨梁が確認できる」ことを重点的にかつ客観的に評価する（図5）．歯科医師の心情としては，自身が手掛けた症例は上手くいったと贔屓目に見てしまいがちだが，あくまでも"客観的に"というのがポイントである．客観性のある評価のために重要となるのが，デンタルエックス線画像の規格

健康な歯周組織のX線画像

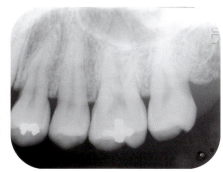

1. 歯根全体が歯槽骨内に植立されている
2. 鮮明な歯槽頂線と歯槽硬線が直角的に連続して認められる
3. 鮮明な歯槽硬線と歯根膜腔が薄く均等な幅で認められる
4. 鮮明かつ明瞭な歯槽骨梁が確認できる
5. 上顎では上顎洞底線が明確に認められる

図1-1 診断の際に正常像と異常像の判別の基準として用いる"下川の5項目"を治癒の判定にも利用する

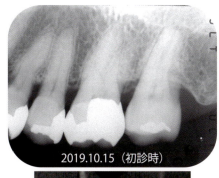
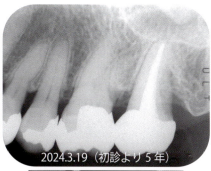
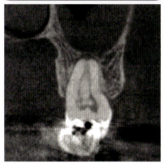
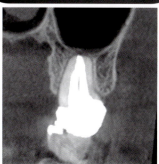

図1-2 術前の根尖病変をCTでしか確認できなかったケースでは,必然的に術後の治癒の判定もCTで確認することになる

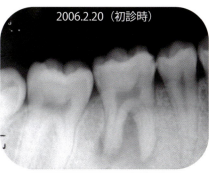
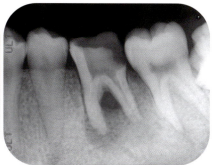
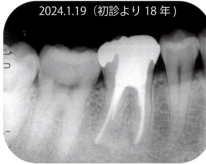
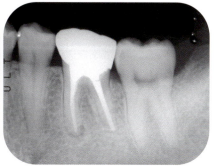

図2 19歳,女性.6|6 に根分岐部に及ぶ根尖部透過像を認めた.6| は図1-1の要件を満たす状態に回復しているのに比べ,|6 近心根の歯根膜腔は薄く均等な幅とまではなっておらず,完全に治癒したとはいえない状態である

4章 経過観察のポイント

生活歯：症状を消失させ，根尖病変を作らない
失活歯：症状を消失させ，根尖病変を消失させる
それらの状態が**長期にわたり安定している**

根管充填がゴールではない

術前に根尖病変のある歯において，
術後2〜4カ月に早期の治癒が多く認められ，
1年で**89%**の歯が治癒の兆候を示す

完全に治癒するまで4〜5年を要する

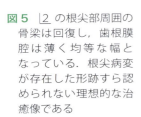

図3　筆者が目指す歯内療法のゴール

図4　根尖病変の治癒期間に関するØrstavikらの報告

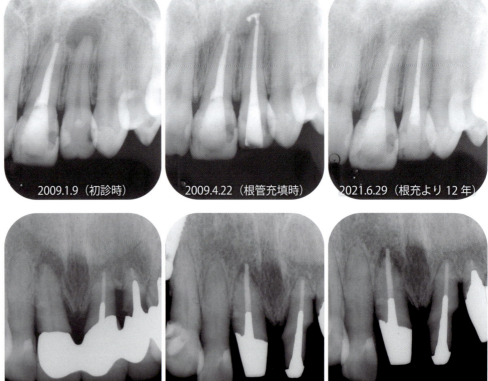

図5　|2 の根尖部周囲の骨梁は回復し，歯根膜腔は薄く均等な幅となっている．根尖病変が存在した形跡すら認められない理想的な治癒像である

図6　1| に根管治療を行い，根管充填より6カ月後の経過観察のデンタルエックス線写真．術前の**a**と規格性が違う**b**では透過像が縮小したかのように見える．同日に**a**と同じ規格性で撮影した**c**では透過像が縮小していないことがわかる

性である．フィルムの位置付けがわずか半歯分ずれただけで，あたかも根尖病変が縮小しているように見えることもある（図6）．**錯覚を防ぎ，自身が行った治療の結果に真摯に向き合うために重要なことは定点観察である**（図7）．このことはエンドだけでなく，ペリオの骨欠損における評価も同様であり，規格性のないデンタルエックス線画像はもちろんのこと，トリミングされた画像も位置づけが不明であるため，症例報告自体の信憑性が疑われることになる．

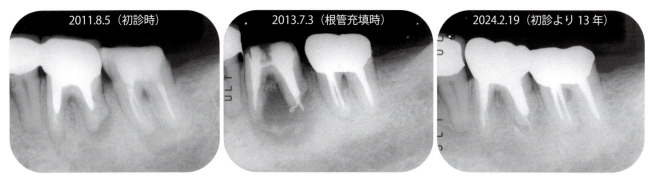

図 7-1 42歳，男性．6 7 に根管治療を行った．36の根尖病変は治療開始とともに増悪し，かなりの治療期間を要した

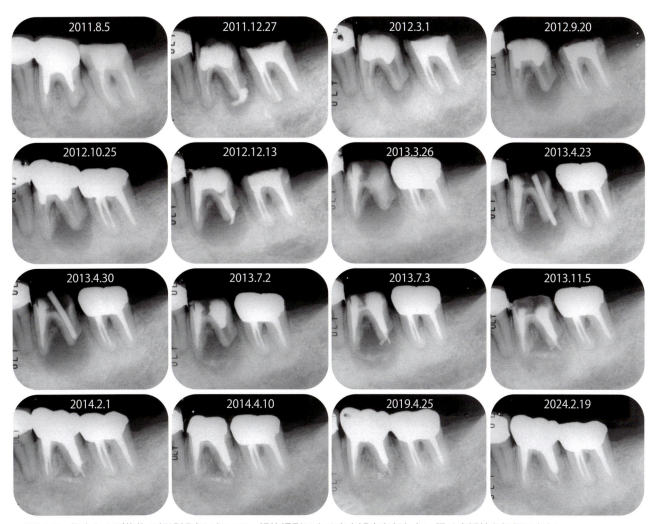

図 7-2 術中および術後の経過観察において，規格撮影による定点観察を行わない限り客観性を担保できない

4章 経過観察のポイント

2 再介入が必要であるか？

　治療中はすべての力を出し切って100％の成功率を目指しているが，人間がやることに絶対性などある筈がなく，透過像の改善が認められないこともある．経過観察のためのデンタルエックス線撮影を行った際には，その結果を必ず患者さんに説明しなければならないが，「これ以上は縮小しない」と判断した場合には正直にそのことを話すよう心がけている．初診時に治療を勧めるための説明だけは一生懸命行いながら，治療の成果がどうであったのかを説明しないのは，どこかの政治家と同じ手口であり，いずれ信頼を失うことに繋がる．**再介入するか否かの判断基準は，まず第一に症状の有無**であろう．特にブリッジの支台歯や多数歯の連結冠，義歯の鉤歯となっている場合などには，大がかりな補綴装置の再製が必要となり，患者さんに多大な負担を強いることになる．そのため，症状がなければエックス線透過像の改善具合に関する説明は行うものの，再介入しないことも多い（図8）．経過観察のなかで痛みやサイナストラクトが再発した場合は，症状の程度や患者さんの希望により，経過観察か再根管治療あるいは外科的歯内療法の選択をする．歯根破折を生じている可能性も視野に入れて診断を行わなければならない．再介入を希望された場合，治癒に至らなかった原因の見当がつかないまま，やみくもに再根管治療を行ったところで同じ轍を踏む可能性が高い．既に全力で根管内を清掃したケースで新たな打開策を見出せないようであれば，外科的対応を選択する

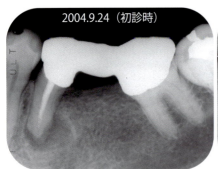
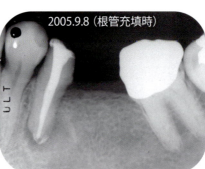
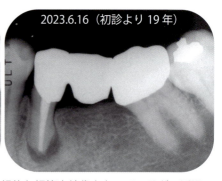

図8-1　45歳，男性．[5 の根管治療を行い，約20年が経過した．垂直的には理想的な根管充填像となっているが，透過像はほとんど縮小していない失敗症例である．症状は全くないため，経過観察としている

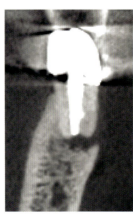
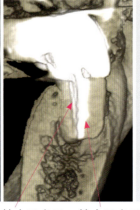
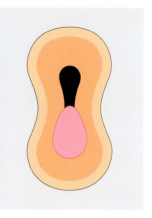

図8-2　来たるべき再介入の時に備えて，失敗の原因を探っておきたい．CTでは判別しにくいが，ボリュームレンダリング像で舌側に明らかな水平的拡大不足の箇所を認めた．ひょうたん型の根管に対して円い拡大をしてしまったことが原因だと考えられる

拡大できていない部位　　拡大できている部位

152

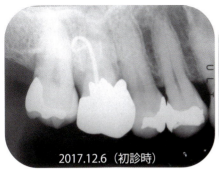
図 9-1 52歳，女性．右上が腫れている

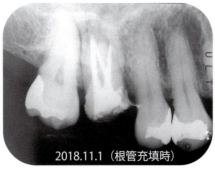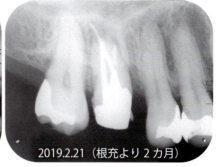
図 9-2 6⏌の近心頬側根と遠心頬側根が根尖部で合流する形態だった．根充前に症状は消失していたが，根充後2カ月でサイナストラクトが再発した

図 9-3 CTでは頬側の2根管は緊密に根充されている．1回目の治療でもベストを尽くしており，再根管治療を行っても改善される保証はなかったため，歯根端切除術を行う計画を立てた
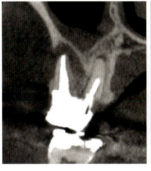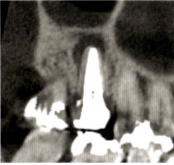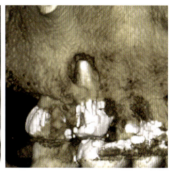

図 9-4 歯肉弁を翻転し，歯根端を切除した．切断面にクラックがないことと緊密な根充がなされていることを確認した．逆根充は行っていない
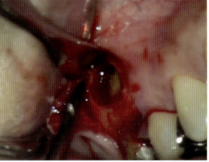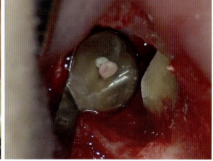

図 9-5 術後すぐにサイナストラクトは消失し，5年経過時では根尖部の骨梁の回復を認める
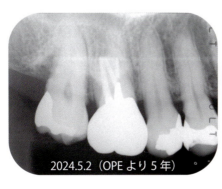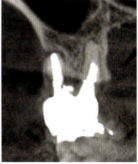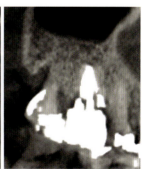

4章 経過観察のポイント

方が賢明かもしれない（図9）．また，再介入の必要性を判断する際には新たな戦略を練るためにCTで3次元的な状態を確認しておいた方が良い（図10）．元々難症例だったケースでは既に患者さんが根管治療に疲れ果てている場合も多いため，最優先すべきは患者さんの意向であろう．いずれにせよ問題を発見次第，速やかに説明をしておくことが重要であり，先延ばしにするとろくなことがない．経過観察中にエックス線透過像が増大していくようであれば，嚢胞化する前に手を打っておきたい．したがって，そのような場合には症状がなくても介入することが多い．

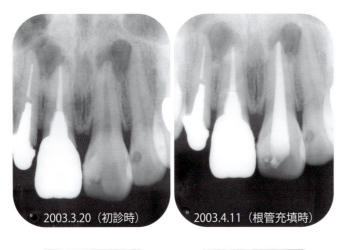

図 10-1 37歳，女性．前歯が腫れた．1 の根管治療を行った．その後，2 の根管治療も行っている

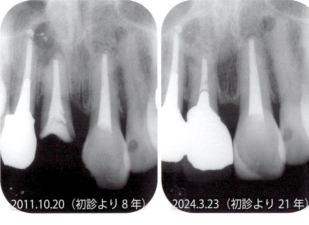

図 10-2 8年後，1 の水平的破折を起こし，根管治療後に矯正的挺出を行った．21年後の経過観察時においても 2|2 根尖部にエックス線透過像を認める

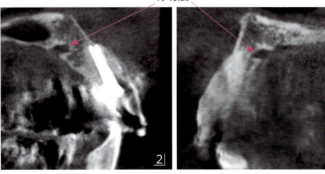

図 10-3 CTで確認したところ，2|2 部の口蓋に骨切痕を認めた．歯根とは無関係の位置にあるが，積算画像であるデンタルエックス線画像では根尖病変のように見えてしまう．再介入の必要性はないことが分かった

3 抜髄歯および非治療歯の病変は拡大していないか？

　自身で行った感染根管治療の経過は追うように心がけていても，抜髄処置の経過を観察していない歯科医師は意外と多いのではないだろうか（図11）．大きな病変があれば記憶に残りやすいが，自身が行った抜髄処置や前医による治療歯の根尖歯周組織が安定しているかという点まで気に留めておくことはなかなか難しい．抜髄処置の成功率を90％とする報告が多くあるが，1日に何人もの患者さんに感染根管治療を行っている現状と照らし合わせると矛盾を感じる数字である．当院の場合は，歯内療法の経過だけを見せに来てくださる患者さんは残念ながらほとんどおられない．ごく稀にいたとしても，閉口するほどの健康マニアかスタッフ目当ての不純な動機を持ち合わせている患者さんのどちらかである．筆者はＧＰの特性を活かし，歯内療法を主訴に来院された患者さんであっても，治療後には歯周病やう蝕の予防および咬合の管理を目的に継続的なメインテナンスで来院してもらうようにしている．メインテナンスの患者さんには全顎14枚法あるいはパノラマエックス線撮影のどちらかを1～2年に一度の間隔で行っており，必ず初診時のものと比較しながら説明を行うようにしている．その説明のなかで，自身で行った処置であるかどうかの如何に関わらず，生体の経時的変化を発見し一喜一憂しているのが実情であるが，このことを継続してきたことが臨床の肥やしになっている気がする．なかでも感染根管処置を行った症例は原則的に1年に一度，予後不安な歯内療法の症例は6か月～1年に一度，エックス線撮影による経過観察をしている．

　また，臨床では患者さんの時間的制約などにより，根尖病変のない失活歯に対して補綴装置の再製作のみを行う場合がある．不良根充の状態であるにもかかわらず，生体が根尖孔を封鎖してくれているケースも多いが，新製した補綴装置の形態やガイドの与え方によっては，当該歯だけでなく周囲の歯や対合歯などに認識できない程度の外傷性作用を及ぼし，ごく僅かな歯根吸収を惹起してしまう可能性がある．その場合，運良く獲得できていた根尖のシールを壊してしまうことになる（図12）（2章アクセスキャビ

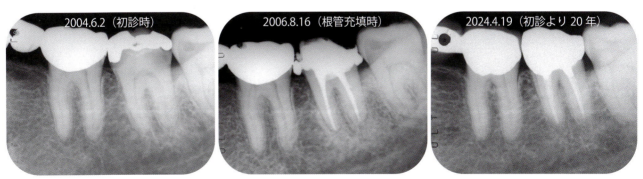

図11　50歳，女性．7┘の抜髄処置を行った．定期健診時に撮影する14枚法のなかで，自身が行った抜髄処置の経過を確認している

4章　経過観察のポイント

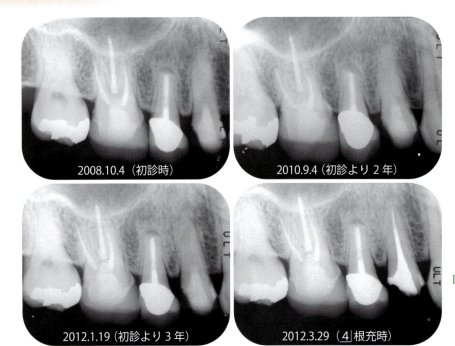

図12-1　42歳, 女性. 4| に不良根充, 5| に根尖病変を認めたが症状がなく, 経過観察を行うこととした. 3年後に 4| の HJK が破損したため, 根管治療を行い補綴装置を再製した

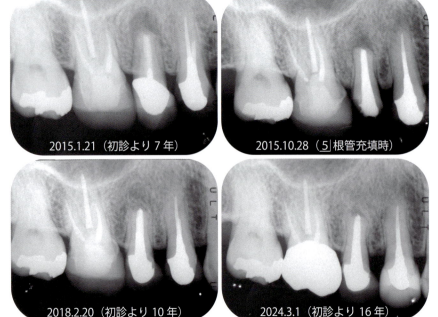

図12-2　それから3年後に 5| の急性根尖性歯周組織炎で来院. よくよく考えてみると, 4| の HJK 再製時に再破損防止のために筆者が 4| のガイドを若干緩やかに設定していた. そのため, 5| の脆弱な根尖部のシールが壊れてしまい, ずっと安定していた 5| の根尖部透過像が増悪したと考えられる

ティ参照). 補綴装置の再製を契機として, 長期にわたり安定していた失活歯の根尖部歯周組織の増悪を認めるケースでは, 歯内療法だけでなく補綴装置の形態や咬合関係を見直す必要性がある (図13).

　歯内療法をきっかけに受診された患者さんであっても, 歯周治療, 補綴治療によって健やかな口腔環境を作り, 治療後も一口腔単位のメインテナンスを行うことで患者さんと長く携われるよう努めたいものである. そのことが実現できるのは, 誇らしいことにわれわれ GP のみである.

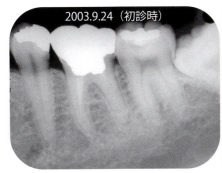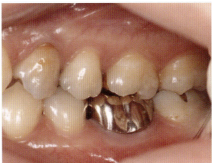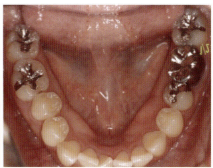

図 13-1　28歳，女性．6⏌の補綴装置を白くしたいという主訴で来院．6⏌は抜髄から十数年経過しているとのことで，不良根充ながら根尖部に異常はなかった．この当時は，再根管治療によって感染の機会を与えない方が良いのではないかと考え，補綴装置の再製のみを行った

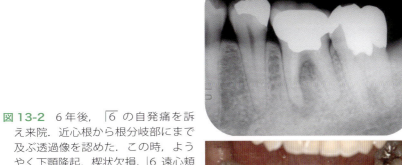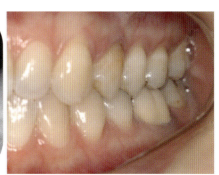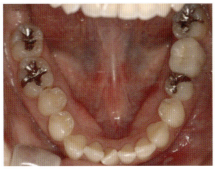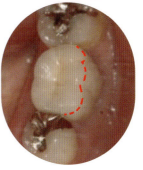

図 13-2　6年後，6⏌の自発痛を訴え来院．近心根から根分岐部にまで及ぶ透過像を認めた．この時，ようやく下顎隆起，楔状欠損，6⏌遠心頰側咬頭の垂れ下がったような形態などの咬合性外傷に関するリスクが存在していることに気付いた．さらに筆者の支台歯形成量の不備により，6⏌の頰側咬頭頂も非常に張り出した形態をしている．エンドの診断，補綴形態，咬合性外傷に対する無策など，何から何までミスを重ねた結果である

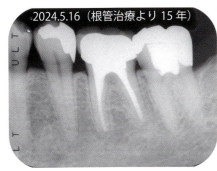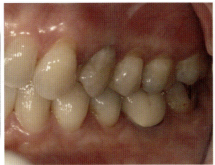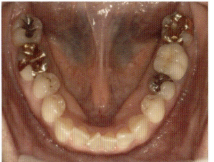

図 13-3　エンド・ペリオ病変に対する手順に従い，一つ一つの問題を解決していった．補綴形態や対合歯の形態修正を行い，最終的な補綴装置を装着した．現在はナイトガードを使用してもらっている

4章 経過観察のポイント

4 治療歯の病変は縮小したままで安定しているか？

　歯内療法によって改善された根尖病変は原則的に安定した状態のままであることがほとんどだが，時にいくつかの原因によって再発することが考えられる．マイクロスコープ下でも見えない場所に隠れている細菌を相手に戦っているのだから，**歯内療法に絶対性はない**ということを肝に銘じておかなくてはならない．そして，不確実な治療であるからこそ，常に再発の兆候がないかどうかのチェックをしておかなくてはならず，デンタルエックス線画像による経過観察が不可欠なのである（図14）．再発の代表的な原因としては，不適合な補綴装置や2次カリエスなどによって起こる歯冠側からのマイクロリーケージによる再感染があげられる．そのため歯内療法後に行われる補綴修復操作の精度をあげておかなければ，心血を注いだ歯内療法が徒労に終わってしまうことになる．また，根尖病変の再発ではないが歯根破折によって歯周組織に炎症を生じることも少なくないため，咬合の診査やパラファンクションにも注意を払っておく必要がある．そもそも，根管治療により一時的に微生物の量を減少せることはできるが，その数を0にすることはほぼ不可能であり，根管内に残留していた細菌が再び活発に活動しだす可能性もある．根管充填剤は持続的な殺菌作用を有しておらず，複雑な根管系を可及的に清掃し，細菌を限りなく減少させた状態で根管内に封じ込めることしかできないのが現状である．そのような事態を避けるためにも徹底的な根管内清掃を行い，細菌の培地となる有機質が根管内に残っていない環境をつくることが重要である．近年，CTやマイクロスコープ，レーザーなど根管治療の精度を上げるためのツールが日々進化し，以前は攻略できなかったような根管でも良い結果を残すことができるようになってきた（図15）．現在の自分のスキルに満足をせず，**世界中から発信される文献や研究成果にアンテナを張り，絶えず最新の情報を収集しておく**ことは臨床家にとっては責務ともいえる．しかし，**何よりも信頼できるevidenceは自身の長期経過観察に基づいた経験則**である．自身の臨床のなかで，長期的に結果が良いという確固たるevidenceが得られた術式であれば，たとえ文献的に否定されるものであってもそれに迎合する必要なないと考える．しっかりとした自分の軸を持ち，常に知識とスキルをアップデートさせていくことが臨床家に求められることであり，長期経過観察の検証こそがそれを支える最も堅固な礎となるだろう．

　「歯科人生は"終生研鑽"なり」というわが師の言葉をもって本書のまとめとしたい．

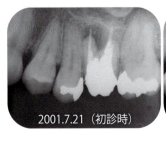
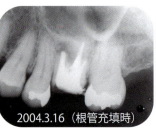
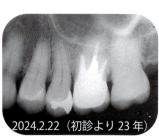

図14-1　26歳，女性．6̲の根管治療を行って23年が経過した

2001.7.21（初診時）　2004.3.16（根管充填時）　2024.2.22（初診より23年）

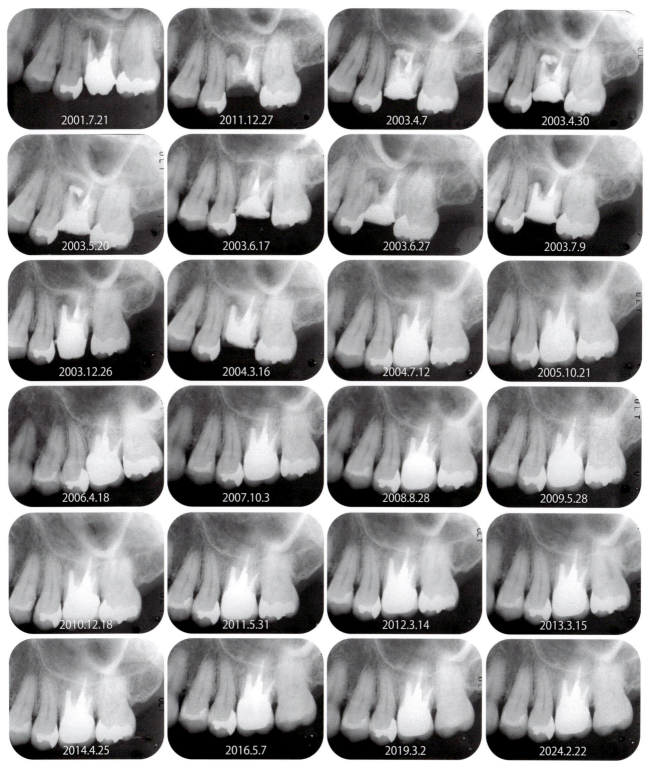

図14-2　治療中から現在までの経過を示す．100%の結果を目標に治療に臨み，治療終了時には満足できる結果が得られた．しかし，その結果の永続性が保証されているわけではなく，良い状態で安定しているのかを常に確認しなければならない

4章 経過観察のポイント

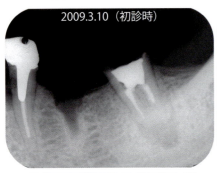
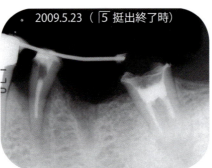
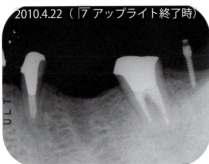
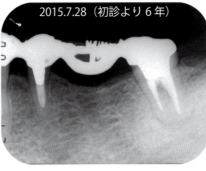

図 15-1　41歳，女性．7」の根管治療を行った．当時はマイクロスコープを導入していなかったが，歯周環境の整備を行って治療終了後5年目くらいまでは良好な経過が得られていた．しかし，7」周囲の硬化性骨炎による不透過像が強くなっていることが気になった

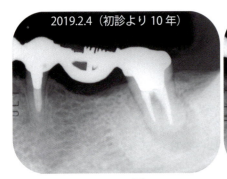
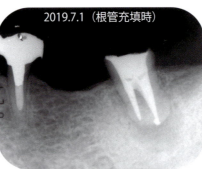
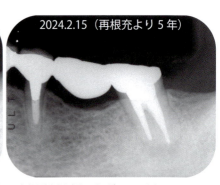

図 15-2　10年目に7」の自発痛を主訴に来院され，根尖部透過像の増悪を認めた．歯根破折を疑ったが，マイクロスコープで確認してもクラックはなかった．マイクロ下でさらに分かったことは，10年前に完璧に根管清掃をやりきったつもりだったのに，多量の起炎因子が残存していることだった．再破折などではなく，単に起炎因子を除去しきれていないだけだったのである．拡大視野下で再根管治療を行い，現在は安定した状態に回復している．歯科治療に絶対性などないことを改めて思い知らされた症例である

参考文献

1) Ørstavik D: Time-course and risk analysis of the development and healing of chronic apical periodntitis in man. *Int Endod J* 1996 ; 29 (3)150–155.

Check Point

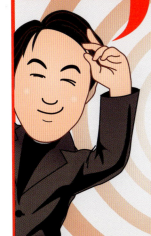

☑ 治療中の歯は治癒の方向に進んでいるか？

　根尖病変を有する歯のすべてに根管治療のルーティーンワークが奏功するわけではない．透過像が大きなケースや症状の経過が芳しくないケースでは，現在の治療の方向性が妥当であるか，あるいは根管充填の準備に入ってよいかなどを確認するため，根管治療中にエックス線撮影を行うことが多い．変化が認められない場合は戦略や戦術を見直す必要がある

☑ 補綴修復処置のゴールへと進んでもよいか？

　根充を終え，歯周環境が整えばいよいよ補綴修復処置に移行する．なかには長いポストを形成しなければならなかったり，多数歯の連結を余儀なくされるケースもある．特に予後不安な歯が中間支台歯の場合には，補綴設計を見直さなければならないこともあり，補綴操作に入る前に治癒傾向を確認しておいた方が良い．また，予想される将来的なトラブルに対して，速やかに対応できる戦略を練っておくこともできる

☑ 治療後の歯は治癒の方向に進んでいるか？

　一般的に言われる治療経過観察である．自身の診断と手技が適切であったかを他人が行った症例を見るつもりで客観的に検証し，次の症例にフィードバックする．規格性のあるデンタルエックス線写真で評価をする

☑ 再介入が必要か？

　治療経過が芳しくない場合，痛みがあれば迷う余地はないが，そうでなければ必ずしも再介入しなければならないわけではない．ただし，その結果を正直に説明し，経過不良によりエックス線透過像が増大している場合には症状がなくとも原則的に再介入した方が良い．再根管治療か外科的歯内療法を行うかの選択は，患者さんの希望と歯の部位，補綴装置を除去するデメリットなどを総合的に判断して決定する．歯根破折を生じている可能性も視野に入れておく

☑ 治療を行った歯は悪くなっていないか？

　これは歯内療法に限らず，歯周治療や補綴修復治療を行った歯などに対して，長期的な経過を確認しなければならない．その歯に問題を生じていなくても，行った治療が遠因となり，非治療歯にトラブルを生じさせているかもしれないため，総合的な管理が必要である．このことは，われわれ GP にしかできない仕事である

☑ 一旦治癒した根尖病変が再燃していないか？

　歯科治療に絶対性などなく，この世に機能しているもので永遠に形を留めているものは 1 つもない．治療結果に永続性を持たせるためには，メインテナンスと長期経過観察は必須である．トラブルの兆候があれば，患者さんが症状を訴える前に先んじてこちらから説明をしておくべきである

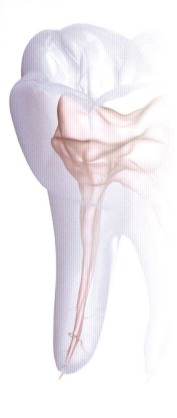

おわりに

　当院のスタッフは筆者が物を書いたら必ず「おわりに」から読み始め，ちゃんと彼女らへの謝辞が記されているかを確かめているようだ．実に恐ろしいスタッフであるが，普段から患者さんに感謝されることの喜びと相手に感謝の意を伝えることの大事さをわかっているからこそ，そこに目が行くのだろう．日々の多忙な業務に加え，膨大な量のデンタルエックス線フィルムの現像処理や管理など，何か書くたびにスタッフの仕事を増やしている．何より，長期経過症例を提示できるのは，患者さんが彼女らのファンであり，長期的に来院してくれているからに他ならない．この場をお借りして開業以来携わってくれた全てのスタッフと支えてくれる家族に感謝の意を表したい．また，このような機会をいただけたのも，ひとえに下川公一先生と山内厚先生の2人の師匠のおかげである．勤務医時代に温かくも厳しいご指導をいただいたことは，血肉となって筆者の身体に染みついている．開業後もおふたりが所属された北九州歯学研究会で研鑽を積ませていただき，たくさんの先生から貴重なアドバイスをいただいて今日に至っている．現在はウェビナー全盛の時代であるが，学んだことを実践できているかどうかはスタディーグループに所属することでしか確認できないように思える．外に出ることで人と人との縁が広がり，新たな視点が養われることで臨床の幅も広がるだろう．筆者も50歳を前にして社会人大学院に入学したが，そこで歯内療法の面白さを改めて教えてくださった九州大学大学院歯学研究院の前田英史教授にも心から感謝の意を表したい．

　技術の習得は本を読んだり，講演を聴いただけでは成し得ない．抜去歯での練習や，日々の臨床で常に考察を繰り返し行うことで磨かれていくものであり，一朝一夕にはいかない．上達への早道として，技術のベースとなる自分なりのコンセプトを確立させておくことが重要であり，本書がその一助となれば幸いである．

2025年3月

倉富　覚

【著者略歴】

倉　富　覚、
<small>くら　とみ　さとし</small>

1996 年	九州大学歯学部　卒業
同　年	北九州市門司区　　　山内歯科医院　勤務
1998 年	北九州市小倉北区　　下川歯科医院　勤務
	北九州市若松区　　　木村歯科医院　勤務
2001 年	北九州市小倉南区　　川崎歯科医院　勤務
2003 年	現在地にて開業
2018 年	九州大学歯学部臨床教授
2022 年	九州大学大学院歯学府博士課程修了　学位取得

北九州歯学研究会
経基臨塾
SG 金曜会
スタディグループ R
日本審美歯科協会
日本顎咬合学会指導医
日本歯周病学会歯周病専門医
日本臨床歯周病学会認定医, インプラント認定医
日本歯内療法学会会員

チェックリストで見直す
上達必至の歯内療法　　　　　　　　　ISBN978-4-263-40126-2

2025 年 3 月 25 日　第 1 版第 1 刷発行

　　　　　　　　　　　　著　者　倉　富　　覚、
　　　　　　　　　　　　発行者　白　石　泰　夫
　　　　　　　　　　　　発行所　医歯薬出版株式会社

〒 113-8612 東京都文京区本駒込 1-7-10
TEL. (03)5395-7634(編集)・7630(販売)
FAX. (03)5395-7639(編集)・7633(販売)
https://www.ishiyaku.co.jp/
郵便振替番号　00190-5-13816

乱丁, 落丁の際はお取り替えいたします　　　　印刷・三報社印刷／製本・明光社
© Ishiyaku Publishers, Inc., 2025. Printed in Japan

本書の複製権・翻訳権・翻案権・上映権・譲渡権・貸与権・公衆送信権 (送信可能化権を含む)・口述権は, 医歯薬出版(株)が保有します.
本書を無断で複製する行為 (コピー, スキャン, デジタルデータ化など) は,「私的使用のための複製」などの著作権法上の限られた例外を除き禁じられています. また私的使用に該当する場合であっても, 請負業者等の第三者に依頼し上記の行為を行うことは違法となります.

JCOPY ＜ 出版者著作権管理機構 委託出版物 ＞
本書をコピーやスキャン等により複製される場合は, そのつど事前に出版者著作権管理機構(電話03-5244-5088, FAX 03-5244-5089, e-mail:info@jcopy.or.jp)の許諾を得てください.